I0438260

10 Superfood 3

Powerfoods für mehr Gesundheit, mehr
Lebensenergie und natürliches
Anti-Aging

von

Michael Iatroudakis

Bibliografische Informationen der Deutschen Nationalbibliothek: Die Deutsche Nationalbibliothek verzeichnet diese Publikation in der Deutschen Nationalbibliografie; detaillierte bibliografische Daten sind im Internet über dnb.d-nb.de abrufbar.

ISBN-13: 978-1500761141
ISBN-10: 1500761141

Hinweis:

Diese Publikation wurde nach bestem Wissen recherchiert und erstellt. Verlag und Autor können jedoch keinerlei Haftung für Ideen, Konzepte, Empfehlungen und Sachverhalte übernehmen.

Die publizierten Tipps und Ratschläge sind als Hilfen zu verstehen, um jeweils zu eigenen Lösungen zu kommen. Bei offenen Fragen kontaktieren Sie bitte Ihren Hausarzt.

Das Buch ersetzt nicht eine medizinische Behandlung / Therapie oder eine krankheitsbedingte Ernährungstherapie / Beratung. Der Autor und der Verleger können keine absolute Garantie für Ihr persönliches Ergebnis übernehmen. Sie handeln in allen Fällen eigenverantwortlich.

Als Leserin und Leser dieses Buches möchten wir Sie ausdrücklich darauf hinweisen, dass keine Erfolgsgarantien oder Ähnliches gewährleistet werden können. Auch kann keinerlei Verantwortung für jegliche Art von Folgen, die Ihnen oder anderen Lesern im Zusammenhang mit dem Inhalt dieses Buches entstehen, übernommen werden.

Der Leser ist für die aus diesem Buch resultierenden Ideen und Aktionen selbst verantwortlich.

Reproduktionen, Übersetzungen, Verbreitung, Weiterverarbeitung oder ähnliche Handlungen zu kommerziellen oder nichtkommerziellen Zwecken sowie Wiederverkäufe sind ohne die schriftliche Zustimmung des Autors nicht gestattet.

Inhaltsverzeichnis:

Vorwort 4

AFA-Algen 7

Aloe Vera 14

Bärlauch 21

Erdmandeln 28

Ingwer 35

Nachtkerzenöl 42

Shiitake 49

Tragantwurzel 57

Traubenextrakt 66

Yacon 73

Nachwort 80

Quellenangaben 81

Über den Autor 86

Ich gebe Ihnen eine Garantie   90

Bitte um ein Feedback   91

Rechtliches   92

Haftungsausschluss/Disclaimer   93

Vorwort

Aufgrund der vielen positiven Rückmeldungen, seitens meiner Leser in Bezug auf die Bücher "10 Superfoods" und "10 Superfood 2", sah ich mich gezwungen ;-) ein Folgeband herauszubringen. Ich wünsche Ihnen eine Menge Inspiration…

Hinweis: Dieses Buch **"10 Superfoods Teil 3"** ist der Abschluss einer Superfood-Triologie

Was sind Superfoods?

Superfoods sind Lebensmittel, die über einen hohen und konzentrierten Anteil an wertvollen Nährstoffen verfügen. Jeder Kultur entspringt eine Pflanze, welche einen besonders hohen Gehalt an Inhaltsstoffen aufweist. Bei den Chinesen ist es z.B. der Matcha Tee, bei den Afrikanern der Moringa Baum usw.

Unsere heutige Nahrungsmittelproduktion hat dazu geführt, dass konventionelle angebaute Lebensmittel einen geringeren Nährwert aufweisen als zur vorindustriellen Zeit.

Des Weiteren wird heute das meiste Obst , wie auch das Gemüse, unreif geerntet, dann gelagert und transportiert, wodurch sich der Nährstoffgehalt bedeutend minimiert. Hinzu kommt, dass immer mehr umwelt- und lebensweisebedingte Stressfaktoren, letztendlich unseren Bedarf an Vitalstoffen erhöhen. Hektische Lebensführung, Suchtmittel (Zigarettenkonsum usw.), Autoabgase, Chemierückstände in Textilien wie auch in Nahrungsmitteln, sind nur kleine Beispiele von täglichen Stressfaktoren, die uns körperlich zusätzlich belasten.

Statt nach künstlichen Vitamin- und Mineralstoffpräparaten zu greifen, entdecken immer mehr Menschen, dass es eher Sinn macht die Lebensweise grundlegend zu verbessern und auf naturbelassene Nahrung zurückzugreifen.

Superfoods haben eine besonders hohe und synergetisch wirkende Zusammensetzung von Nährstoffen, die ausgewogen und ganzheitlich auf den Körper wirken. Superfoods haben eine oft lange Tradition in unterschiedlichen Kulturen und sich somit über Jahrhunderte (Jahrtausende) bewährt.

In diesem Buch geht es um Superfoods anderer Kulturen, die man mit einfachen Mitteln in sein persönliches Essverhalten integrieren kann. Sie können in der Regel ohne Probleme gelagert werden und sind, dank Internet, jederzeit verfügbar.

Beachten Sie: Superfoods alleine können jedoch keine Wunder vollbringen. Eine ausgewogene Ernährung, reichlich Bewegung, ein positives Gemüt sowie ein intaktes Sozialleben sind durch nichts zu ersetzten.

Ich wünsche Ihnen eine Menge Gesundheit...

Ihr
Michael Iatroudakis

AFA-Algen

Afa-Algen – was ist das?

Die Afa-Alge wird auch als „Grüne Spanalge" oder „Blaugrüne Alge" bezeichnet. Sieht man sich die Afa-Algen von der biologischen Seite an, dann handelt es sich bei ihnen um eine Cyanobakterien-Art, die in Teichen und Seen zu finden ist. Diese Algen sind „anders" als andere Algenarten, denn sie besitzen keinen richtigen Zellkern, sodass sie der Gruppe der Bakterien zugeordnet werden. Die Cyanobakterien soll es der Wissenschaft nach, schon seit über 3,5 Milliarden Jahren geben. Diese Bakterien zählen somit zu einer der ältesten, irdischen Lebensformen. Doch was macht die Afa-Algen zu einem Superfood?

Die AFA-Alge: Sie ist einzigartig

Zu finden ist die AFA-Alge in dem oberen Klamath-See, der sich in Oregon befindet. Dabei handelt es sich um ein einzigartiges Biotop, gelegen in einem Naturschutzgebiet, wo seltene Vögel, wie beispielsweise der Weißkopfadler, zu finden sind. Vor circa 7000 Jahren fand dort eine Vulkanexplosion statt und noch heute tragen die 17 „Rivers of Light" circa 100 000 Tonnen Vulkanasche pro Jahr in den See, der 1500 Meter hoch liegt. Im Sommer herrschen dort rund 30 Grad plus und im Winter Minus 45 Grad – währenddessen findet ein natürlicher Ausleseprozess statt und nur 1% der Algen überleben. Im Gegensatz zu der Spirulina-Alge kann die AFA-Alge nicht gezüchtet werden. Nur wenige Tage im Jahr ist es möglich die Alge zu „ernten". Dafür werden aufwendig konstruierte Ernteboote genutzt. Es ist nur wenige Tage im Jahr möglich die AFA-Alge zu „ernten" und auch nur dann, wenn es völlig windstill ist und die Alge „Blooms" gebildet hat. Dann kann sie abgefischt, gereinigt und in einem Gefriertrocknungsverfahren vitalstoffschonend, weiterverarbeitet werden. Der ganze Prozess ist sehr zeit- und kostenaufwendig.

Doch das Besondere an dieser Alge ist, dass sie als Wildpflanze viel mehr Vitalstoffe enthält, als die Spirulina- oder die Chlorella-Alge. Daher wird von diesem Superfood je nach Stressbelastung auch nur circa 1,5 bis 3 Gramm pro Tag benötigt.

In Nord-Amerika ist die AFA-Alge bereits seit vielen Jahren als Nahrungsergänzungsmittel populär und auch in Deutschland nutzen viele Konsumenten diese Alge. Die Alge soll in Pulver- oder Tablettenform mehr Energie, Lebensfreude und Schutz vor zahlreichen Krankheiten bieten. Selbst Übergewicht, Hormonstörungen, Allergien und Schwermetallbelastungen sollen angeblich damit behandelbar sein. Die Liste der Heilwirkungen der AFA-Algen ist jedoch noch lange nicht am Ende.

Die Inhaltsstoffe der AFA-Algen

Es sollen acht essenzielle Aminosäuren in der „Blaugrünen Alge" enthalten sein, wozu sich dann noch 12 der insgesamt 25 Aminosäuren gesellen, welche bis heute im menschlichen Körper bekannt sind. Diese sollen neben Enzyme, Koenzyme sowie Vitamine und Spurenelemente ebenso Mineralien enthalten. Selbst das bekannte Provitamin A (Beta-Carotin), Vitamin E und B ist in der AFA-Alge enthalten. Die „Grüne Spanalge" soll im Gesamtverhältnis mehr essenzielle Fettsäuren enthalten, als andere Algen-Arten, Nüsse oder Samen. Da die AFA-Algen im Süßwasser gedeihen, ganz im Gegensatz zu den anderen Arten, enthalten sie kaum Jod.

Ein Vergleich: Die Meerwasseralgen verfügen über einen relativ hohen Jodgehalt, wie beispielsweise die, die in Asien verwendet werden. Das ist in diesem Fall ein Nachteil, da ansonsten alle Algenarten als enorm gesund gelten.

Die Nährstoffe

Seit bereits einigen Jahren gilt die AFA-Alge in den USA als ein sogenanntes Superfood und macht von sich reden. Selbst in der Liste der Nahrungsergänzungen steht diese Alge ganz weit oben. Dies ist kaum verwunderlich, denn sie verfügt über den reichsten Gehalt an Nährstoffen. So enthält die Alge 2 bis 3

Mal soviel Vitamin B12 wie beispielsweise Rinder-
leber, die bisher als beste Quelle galt, wenn es um das
blutbildende Vitamin ging. Zudem enthält die Alge
noch viele weitere wichtige Vitamine.

Desweiteren sind in den AFA-Algen auch Mineralstoffe, Kalzium und Magnesium sowie Zink enthalten
und das in einer hohen Form, allerdings derart, dass
sie für den Menschen verwertbar ist. Kein weiteres
Nahrungsmittel kann mit einer so hohen konzentrierten Anhäufung von natürlichen und verwertbaren
Vitalstoffen aufwarten, wie es die AFA-Alge vermag.

Die Fettsäuren

Unser Körper ist nicht in der Lage die essenziellen
Fettsäuren selbst zu produzieren und daher müssen
diese mit der Nahrung dem Organismus zugeführt
werden. Dabei handelt es sich um Biomoleküle, die
auch als Vitamin F bezeichnet werden, welche für das
Wachstum sowie der Erneuerung der Haut sowie der
Blutgefäße und des Nervengewebes zuständig sind.

Wenn das Atmen schwerer fällt, die Zellmembranen
die gleitende Geschmeidigkeit verlieren und weitere
Mangelerscheinungen wie Haarausfall, Durchfall, Akne, Hyperaktivität, trockene Haut und/oder eine lang-
samere Wundheilung auftreten, so kann es daran
liegen, dass der Körper mit den essenziellen
Fettsäuren unterversorgt ist. Unser „Motor" das

Herz – arbeitet am besten, je mehr essenzielle Fettsäuren dem Organismus zur Verfügung stehen. Desweiteren ist es wichtig, dass der Cholesterol-Haushalt im Blut im grünen Bereich bleibt bzw. abnimmt und das Cholesterin aus den Arterienwänden herausgespült wird.

Die Aminosäuren

Eine äußerst besondere Eigenschaft der AFA-Algen ist, dass sie alle 20 essenziellen Aminosäuren selbst produzieren kann - im Gegensatz zum menschlichen Körper, der nur 10 -12 davon eigenständig aufbauen kann. Die restlichen Aminosäuren müssen mit der Nahrung aufgenommen werden. Daher müssen wir proteinreiche (eiweißreiche) Nahrung wie Fleisch und Fisch oder eben die AFA-Alge zu uns nehmen, welche die acht essenziellen Fettsäuren enthalten. Allerdings sind die Proteine der AFA-Algen einfacher strukturiert als bei uns oder den Tieren. Somit nutzt die AFA-Alge den unschlagbaren Vorteil, eher durch die Darmwände zu schlüpfen, womit sie schneller vom Organismus aufgenommen werden kann, als die tierischen Proteine.

Studien zu der AFA-Alge / Kanadische Studien

In Kanada wurde unlängst eine Studie durchgeführt, welche die Wirkung der AFA-Algen auf das menschliche Immunsystem untersuchte. Die Forscher der Studie kamen dabei auf interessante Ergebnisse:

Während der Studie untersuchte Dr. Gitte S. Jensen vom Royal Victoria 21 freiwillige Versuchspersonen mit ihrem Team auf die Wirkung der AFA-Alge. Bei der Studie, bei der Versuchspersonen nur in geringen Mengen die AFA-Alge zu sich nahmen, wurde die Wirkung auf das menschliche Immunsystem beobachtet. Dabei stellte das Team fest, dass die AFA-Algen im Immunzellenverkehr des Körpers eine rasche Veränderung herbeiführen.

AFA Algen und überaktive Kinder

Unabhängige, wissenschaftliche Studien über die AFA-Algen sind recht rar, doch die Algenbefürworter untermauern ihre Behauptungen mit zahlreichen Erfahrungsberichten persönlicher Natur. So schildern Anwender, dass sie neue Energie und mehr Lebensfreude erhalten und dass bereits nach einer Einnahme von vier Wochen sämtliche allergische Reaktionen komplett verschwunden waren.

Besonders der Einsatz bei hyperaktiven Kindern sorgte für reges Aufsehen. Binnen weniger Wochen soll sich die schulische Leistung sowie die Konzentrationsfähigkeit der Kinder verbessert haben, da die Kinder ruhiger und ausgeglichener wurden. Diese „Behauptung" ist die Folge einer Studie aus Nicaragua, die von einem kanadischen Algenvertreiber in

Auftrag gegeben wurde. Dafür wurden rund 2000 Grundschüler sechs Monate mit einem Gramm AFA-Alge täglich versorgt. Während dieser Zeit verbesserten sich die schulischen Leistungen erheblich. Eine andere Studie, die in Kanada durchgeführt wurde und von dem gleichen Initiator stammt, kam zum gleichen Ergebnis. Die Gründe für die Verbesserung: Die enthaltenen Aminosäuren, Omega-3-Fettsaeuren, Vitamine und Mineralstoffe. All diese Nährstoffe verbessern die Gehirnfunktion und regen die Botenstoffe im Gehirn an.

Die AFA-Algen: Sie unterstützen die „Gesundheitspolizei" unseres Körpers

Im menschlichen Körper spielt der Verkehr der Immunzellen eine entscheidende Rolle, denn ein gesundes Immunsystem ist maßgeblich beteiligt an der Entsorgung der Mikroben, die in den Organismus eindringen und virusinfizierten sowie veränderten Zellen hervorbringen. Die körpereigene „Gesundheitspolizei" wird von der AFA-Alge unterstützt und sorgt dafür, dass die weißen Blutkörperchen über eine bessere Mobilität verfügen. Doch auch für eine höhere Wachsamkeit des Immunsystems sind die AFA-Algen maßgeblich, helfen diese ebenso, Krankheiten im Anfangsstadium oder Zellen, die krankhaft verändert sind, mit den körpereigenen Kräften abzuwehren.

Aloe Vera

Bei der Aloe Vera handelt es sich um eine vielseitige Heilpflanze, welche in Wüstengegenden vorzufinden ist. Die Aloe erinnert durch ihren Wuchs (dicke, fleischige Blätter) in irgendeiner Art und Weise an einen Kaktus, obwohl sie eine Lilienart ist und eng verwandt mit dem Affodill ist.

Bei den Erzeugnissen, die von der Aloe Vera stammen, muss unterschieden werden, ob bei deren Produktion das saftige Gel oder das drastisch wirkende, gelbliche Harz genutzt wurde. Der Grund: Das Gel als auch das Harz wirken derart unterschiedlich, als würden die Stoffe aus zwei verschiedenen Pflanzen gewonnen werden.

Mit der Aloe Vera rundum gesund

Aus dem Wasserspeichergewebe – den Blättern – wird das Gel gewonnen. Dieses gilt bereits seit Urzeiten als ein Naturheilmittel und Wunderelixier. Heute enthalten viele der medizinischen und kosmetischen Produkte Aloe Vera.

Das Gel ist recht bitter und enthält circa 200 Wirkstoffe. Wird der zähflüssige Pflanzensaft gegessen, so soll dieser Schmerzen lindern und Krämpfe lösen. Doch auch die Abwehrstoffe sollen durch die Einnahme gestärkt werden. Ebenso soll die

Aloe Vera zur Linderung verschiedenster Beschwerden wie beispielsweise Allergien, Pilzinfektionen, Verdauungsproblemen beitragen und sogar Krebs und Diabetes abschwächen.

Doch auch als Wundheilmittel wird Aloe Vera genutzt. Wird es auf die Haut aufgetragen, dann hat es eine kühlende Wirkung auf einen Sonnenbrand oder Insektenstiche. Aufgrund seiner anregenden Wirkung auf die Zellerneuerung, heilen Schnitt- und Brandwunden besonders schnell. Desweiteren wirkt Aloe Vera antibakteriell.

Tipp: Als wirkungsvollstes Mittel gilt der Saft von einem frisch abgeschnittenen Blatt! Der Grund: Bei der Verarbeitung für Kosmetika und medizinische Produkte verliert die Aloe Vera einen wertvollen Teil der Inhaltsstoffe und somit auch an Wirkung.

Damit die Aloe Vera ihre heilsame Wirkung voll entfalten kann, muss sie allerdings eine gewisse Reife haben. Erst wenn die Pflanze drei Jahre alt ist und rund 20 Zentimeter hoch ist, kann sie als Heilpflanze eingesetzt werden. Dies hat den Hintergrund, dass die Pflanze erst zu diesem Zeitpunkt genügend Wirkstoffe enthält.

Hinweis: Wer eine Aloe Vera - Pflanze aufziehen möchte, der muss beachten, dass der Wirkstoffgehalt in einer Pflanze, die auf der Fensterbank gedeiht, nicht so hoch ist, als bei einer die unter freien Himmel wächst. Der Grund: Die Fensterscheibe hält die UV-Strahlen der Sonne ab.

Die Geschichte der Pflanze

Die Menschen greifen schon seit Jahrtausenden auf die Heilkraft der Aloe Vera zurück, um Beschwerden zu lindern oder zu bekämpfen. Die erste Aufzeichnung über die heilende Kraft der Pflanze stammt aus dem alten Ägypten und ist rund 5.000 Jahre alt. So sollen sich schon Nofretete und Cleopatra bei der täglichen Haut- und Schönheitspflege den wohltuenden Saft der Pflanze zunutze gemacht haben. Selbst bei der Einbalsamierung der Toten kam Aloe Vera zum Einsatz, wobei hier die antibakteriellen und konservierenden Eigenschaften geschätzt wurden.

Auch Alexander, der Große, kurierte auf seinen Feldzügen die Verletzungen seiner Krieger mit Aloe Vera. Selbst die Römer wussten um die heilende Kraft der Pflanze. Ebenso nutze Kolumbus die Aloe Vera auf seinen Reisen. In den Ländern Asiens ist die Aloe Vera ebenfalls schon seit Urzeiten ein fester Bestandteil der Medizin. Der Pfarrer Kneipp war ein großer Anhänger der Pflanze und ihrer Wirkstoffe in Bezug auf Entschlackung und Entgiftung.

Unverständlich bleibt es hingegen, wie es dazu kommen konnte, dass diese Pflanze mehr oder weniger in

Vergessenheit geriet. Glücklicherweise ist heutzutage die Aloe Vera wieder auf dem Vormarsch und hat sich einen festen Platz in fast jedem Haushalt gesichert - sei es zur Deko oder aufgrund ihrer heilenden Wirkung.

Die Inhaltsstoffe

Nachdem die Aloe Vera als potente Nutzpflanze wiederentdeckt wurde, beschäftigte sich auch die Wissenschaft ausführlich mit ihr. Durch zahlreiche Analysen brachten die Wissenschaftler ans Licht, welche Inhaltsstoffe sich in den fleischigen Blättern der Pflanze verbergen. Besonders interessant für die Biochemiker, Pharmazeuten und Ernährungsexperten ist die außerordentliche Vielfalt der Wirkstoffe, welche die Menschheit bereits seit Jahrtausenden nutzt und in den unterschiedlichsten Darreichungsformen verwendet.

Die Wissenschaftler haben in den letzten Jahrzehnten herausgefunden, dass diese Pflanze, die vornehmlich in Wüstenlandschaften gedeiht, aufgrund ihrer außergewöhnlichen Substanzen ihr Überleben sichert und somit zugleich auch ihre Anwendung in der Heilkunde in der Vergangenheit rechtfertigt.

Im Inneren weben rund 160 verschiedene Stoffe ein Biogeflecht, das die Wissenschaftler in Laboratorien heute in allen Details darstellen können. Vitamine,

Enzyme, Mineralstoffe, Aminosäuren und Polysaccharide, welche sich stets als hilfreich für den Menschen gezeigt haben, sind ebenso in der Aloe Vera enthalten wie die sekundären Pflanzenstoffe: Anthrachinone. Doch die größte Überraschung für die Wissenschaft ist das Polysaccharid Acemannan, welches in der Pflanze gefunden wurde und das der Mensch nur bis zu seiner Pubertät selbst bildet.

Die Verwendung von Aloe vera

Über 300 verschiedene Aloe-Arten gibt es, wovon nur zwei nachweislich Heilwirkungen aufweisen. Diese beiden Arten werden seit über 5.000 Jahren namentlich überliefert: die Aloe Arborescens und die Aloe Vera.

Die äußere Anwendung:

Wer die Aloe Vera selbst anbaut, der hält die frischeste Aloe in den Händen. Sobald die Blätter ihre richtige Größe erreicht haben, können diese abgeschnitten und das darin enthaltene Gel verwendet werden. In dem Gel sind feuchtigkeitsspendende Wirkstoffe enthalten, welche reizlindernd, antibakteriell und entzündungshemmend wirken. Die äußere Anwendung des Gels ist sehr angenehm und kann mannigfaltig zur Anwendung genommen werden:

- Kühlend bei Sonnenbrand oder Juckreiz – die Heilwirkung bei Sonnenbrand sowie leichten Verbrennungen ist sogar durch medizinische Studien bewiesen. Die anderen Anwendungsgebiete stammen aus der Volksmedizin (Erfahrungsmedizin).

- Aufgrund der juckreizstillenden und wundheilenden Wirkung auch einsetzbar bei Neurodermitis und anderen Ekzemen

- Zur Wundheilung bei Schürfwunden

- Bei Akne

Die innerliche Anwendung des Gels – Aloe Vera Produkte

In den meisten Aloe Vera - Produkten, die heute auf dem Markt angeboten werden, ist das Gel der Pflanze und nicht das Harz enthalten, welches stark reizend ist. Alle Produkte sind mild im Bezug auf den Aloe-Anteil. Die Produkte können beispielsweise einfach zum Genuss verzehrt werden oder in der Hoffnung gewendet werden, den Blutzuckerspiegel zu senken und eine Verbesserung der Blutfettwerte zu erzielen. Bei der Verwendung der Produkte sollten die Einnahmehinweise beachtet werden, denn wird das Produkt gegen Verstopfung eingenommen, so kann dieses Präparat möglicherweise das aggressive Harz enthalten.

Die innerliche Anwendung des Aloe-Harz

Es ist möglich, den gelben Saft der Aloe Vera zu einem Harz einzudicken, woraus schließlich ein gelbes Pulver entsteht. Diese harzige Substanz enthält Glykosid Aloin, das eine starkreizende Wirkung hat und medizinisch gegen Verstopfung zum Einsatz kommt. Durch das Aloin werden die Darmbewegungen verstärkt, was allerdings die Rückgewinnung von Wasser im Dickdarm behindert. Durch diesen „Prozess" kann der Nahrungsbrei schneller durch den Darm wandern und bleibt flüssiger.

Zusammengefasst kann gesagt werden, dass wohl kaum eine andere Pflanze auf der Welt von sich behaupten kann, so viele verschiedene Inhaltsstoffe in sich zu tragen, wie die Aloe Vera. Neben dem wichtigsten Bestandteil des Aloe Vera Gels, die Aloverose, bei dem es sich um ein Mucopolysaacharid (Mehrfachzucker) handelt, enthält sie auch Enzyme und essenzielle Aminosäuren. Die Zuckerverbindung, welche ebenso unter dem Namen Acemannan bekannt ist, gilt als verantwortlich für die heilende Wirkung der Pflanze bzw. des Gels.

Bärlauch

Wer im Frühling durch den Wald geht, der wird bestimmt hier und da einen starken Geruch von Knoblauch wahrgenommen haben. Genau an diesen Stellen wächst der Bärlauch, teilweise in großen Familien, denn ist er erstmal heimisch an einer Stelle, dann verbreitet er sich sehr üppig. Es gibt zahlreiche Rezepte mit dem „heimischen" Knoblauch, der obendrein sehr gesund ist. Nicht nur die Verdauung fördert der Bärlauch, sondern er verhindert ebenso Arteriosklerose, wirkt blutdrucksinkend und beugt auch Herzinfarkt und Schlaganfall vor. Durch all diese guten Eigenschaften ist Bärlauch ein wahres Superfood und ein Labsal gegen all die Zivilisationskrankheiten, die uns befallen.

Der Bärlauch bringt Glanz in die Kräuterküche

Die Kräutertheke kommt zu einem ganz neuen Glanz im Frühjahr, wenn der Bärlauch dort seinen Platz einnimmt. Der „kleine" Bruder des Knoblauchs bevorzugt einen humushaltigen und feuchten Boden. Daher gedeiht er auch so gut in den heimischen Laubwäldern, da diese ihm die optimalen Verhältnisse bieten. Wer allerdings vor hat, den Bärlauch selbst zu sammeln, der sollte versiert sein und sich mit den hiesigen Wildpflanzen auskennen, denn hier droht Verwechslungsgefahr! Bärlauch kann sehr schnell mit den Maiglöckchenblättern (giftige Herbstzeitlose) verwechselt werden. Möchte man den Bärlauch „sicher" genießen, dann sollte er im Supermarkt, Bioladen, Reformhaus oder auf dem Markt gekauft werden.

Bärlauch und seine Geschichte

Schon die alten Kelten und Germanen kannten den Bärlauch, sodass verschiedenen Quellen entnommen werden kann, dass die Kelten ihn auch verehrten. Sie verzehrten die Pflanze vor einer Schlacht, um für diese gestärkt zu sein. Andere Quellen hingegen besagen, dass sich die Waliser die Pflanze an den Helm steckten, um sich gegenseitig zu erkennen. Noch heute wird in Wales zum Gedenken am 01. März, dem St. Davids-Day das Bärlauch ganz traditionell an der Kleidung getragen. Selbst zur germanischen Zeit soll in den Alpenregionen das Lauch schon verbreitet gewesen sein.

Den Römern war das Bärlauch als Herba salutaris (=Heilsames kraut) bekannt, wobei sie diesem dem Knoblauch vorzogen. Bei ihnen wurde das Kraut vor allem wegen der magen- und blutreinigenden Vorzüge geschätzt. Gleichwohl wurde dem Bärlauch auch eine lindernde und heilende Wirkung bei Bronchitis, Hautleiden, Müdigkeit und Bluthochdruck zugeschrieben.

Auch in der Mythologie ist der Bärlauch zu finden. So

ging man im Zauberglauben davon aus, dass der Bärlauch ebenso wie Knoblauch die Vampire vertreibt und die Hexen als auch Schlangen abwehrt. Selbst als Liebestrank wurde Bärlauch eingesetzt und um die bösen Geister in der Walpurgisnacht fernzuhalten, wurde eine Suppe aus Bärlauch gekocht. Desweiteren zählt der Bärlauch in der Mythologie auch als Teufelsaustreibungsmittel, da er dazu in der Lage sein soll, die Plagegeister und Dämonen zu vertreiben. Aus diesem Grund werden die Kräuter auch vor der Walpurgisnacht gesammelt, da ansonsten ihre Zauberkräfte versagen.

Bärlauch als Heilmittel

Sicherlich ist das Thema Heilmittel und Superfood ein ernstes Thema, aber dennoch kann der Bärlauch durchaus seine heiteren Seiten haben.

Eine kurze Anekdote

Kurz hintereinander verstirbt ein Ehepaar, welches bereits seit sechzig Jahren verheiratet war. Sowohl die Frau als auch der Mann kommen sofort in den Himmel. Petrus empfängt sie und zeigt ihnen das Paradies. Die Frau kommt aus dem Staunen nicht mehr heraus und der Mann wird immer mürrischer. Auf einmal dreht sich die Frau um und schimpft „Was bist du denn so mürrisch und machst solch ein verbittertes Gesicht? Es ist doch alles wunderbar hier." Da antwortet er nur: „Das hast du jetzt von deinem geliebten Bärlauch, das hätten wir schon vor 10 Jahren genießen können".

Es wird dem Bärlauch nachgesagt, dass dieser aufgrund seiner heilenden Wirkung dem Knoblauch voraus ist und so werden ihm einige gute Eigenschaften zugeschrieben:

- Blutreinigend

- Entzündungshemmend

- Harntreibend

- Schleimlösend

- Schweißtreibend

- Anregend etc.

Doch auch die Anwendungsbereiche sind vielseitig, doch dazu später.

Die Inhaltsstoffe des Bärlauchs

Im Bärlauch ist besonders viel Vitamin C, Magnesium, Eisen, der bekannte „Keimkiller" Allicin (auch im Knoblauch enthalten) und Chlorophyll enthalten. Gern wird der Lauch auch in der Heilkunde genutzt, beispielsweise in Form von Tee, wo er Blähungen lindert und dazu beiträgt den Magen-Darm-Trakt zu entgiften und zu reinigen. Daher sollte man dieses saisonale Superfood auf keinen Fall unbeachtet lassen, denn es kann in den verschiedensten Formen zubereitet und genossen werden.

Frischer Bärlauch hält sich leider nur zwei bis drei Tage im Kühlschrank, wo er am besten in einem feuchten Küchenpapier oder einem Geschirrtuch eingewickelt verwahrt wird. Wird Bärlauch getrocknet oder eingefroren, dann verliert er ein wenig von seinem herrlich aromatischen Geschmack. Daher bietet es sich an, ihn besser in Öl zu konservieren.

Die Wirkung des Bärlauchs im Detail

Besonders im Frühjahr eignet sich der Bärlauch hervorragend zum Entschlacken. Doch auch bei chronischen Hautkrankheiten ist das Lauch hilfreich. Einigen Quellen zufolge soll er auch bei der Ausheilung schlechtheilender Wunden helfen, wenn Bärlauch-Blätter auf die Abschürfungen verrieben werden. Dieser Effekt beruht höchstwahrscheinlich auf der antibakteriellen Wirkung des Bärlauchs. Einen weiteren positiven Effekt, die dem Bärlauch zugeschrieben wird, wirkt sich auf den Magen und Darm aus. Sowohl bei Durchfall als auch bei Verstopfung kann Bärlauch angewandt werden. Der Lauch wirkt auf die Galle sowie die Drüsen des Magen- und Darmkanals derart anregend, dass mehr Verdauungssaft produziert wird. Das hat zur Folge, dass das Wachstum der schädlichen Darmbakterien gehemmt wir und das, ohne der gesunden Darmflora einen Schaden zuzufügen. Das Eisen, das im Bärlauch enthalten ist, wird vom Magen gut vertragen - ganz im Gegensatz zu den Berichten von medikamentösen Eisentherapien. Vorteil: Es wird keine Verstopfung verursacht.

Bärlauch ist ein Multitalent

Bereits die Erfahrungsmedizin hat es gezeigt und auch die Ergebnisse der pharmakologischen Forschung haben es deutlich gemacht, dass Bärlauch über eine große Bandbreite an Einsatzmöglichkeiten verfügt.

So wird Bärlauch als regelmäßige Kur bei Bluthochdruck und Arteriosklerose empfohlen, wobei es hier eher zur Vorbeugung als zur Behandlung zum Einsatz kommt. Weitere Einsatzmöglichkeiten sind Blutreinigung, chronische Hautausschläge und die Dysbakterie, einer Fehlernährung (viel Süßes), bei der eine Entgleisung der Darmflora möglich ist. Desweiteren kann die entgiftende und entschlackende Wirkung des Bärlauchs auch noch für einen anderen Zweck genutzt werden: Die Elimination von Umweltschadstoffen wie Lindan, Kadmium und Quecksilber.

Studien über Bärlauch

Studien, die von dem Institut für Arterioskleroseforschung an der Universität Münster durchgeführt wurden, haben aufgezeigt, dass es möglich ist, mit Bärlauch Frischblatt Granulat Cholesterin vor der Oxidation zu schützen, womit einem Herzinfarkt vorgebeugt werden kann. Auch wenn der Resorptionsmechanismus von dem Bärlauch Adenosin noch weiter geklärt werden muss, so wurde dennoch nach der Einnahme eine Verbesserung der Herzrhythmusstörungen, eine Verbesserung der Herzfunktion sowie eine Hemmung der Verklumpung der Blutplättchen festgestellt. Diese Beobachtung wurde unter der Forschung von Professor Robenek in Münster gemacht.

Weiteres über Bärlauch

Es muss allerdings darauf hingewiesen werden, dass Bärlauch nicht nur über Vorzüge verfügt. So fördert Bärlauch die Menstruation und hat eine austreibende Wirkung und darf daher von Schwangeren nicht verzehrt werden. Es ist ebenso ratsam, auf den Verzehr während der monatlichen Blutung zu verzichten, da zu diesem Zeitpunkt der Blutfluss durchaus stärker ausfallen kann.

Erdmandeln

Bei der Erdmandel handelt es sich um eine unterirdische Wurzelknolle des Zyperngrases. Diese Erdmandeln werden hierzulande immer beliebter und
auch in Bioläden erhält man sie unter dem Namen
„Chufas". Die Erdmandel gehört zu einem der raren
Biokomplexe und verfügt über sehr spezifisch
wirkende Bestandteile, in denen weitere sekundäre
Pflanzenstoffe enthalten sind.

Vom Geschmack her sind sie nussig, mandelartig und
können vielseitig verwendet werden. So ist die Erdmandel in Verbindung mit Gemüse ein Genuss und
kann zum Rösten oder auch als Basis für Öl, Mehl
oder milchhaltige Getränke herhalten.

Woher stammt die Erdmandel?

Die Erdmandel, die auch als Tigernuss oder Chufa
bezeichnet wird, gehört zu der Pflanzengattung des
Zyperngrases, welche der Familie der Sauer-
grasgewächse zuzuordnen ist. Ursprünglich stammt
diese Pflanze aus dem Mittelmeergebiet. Bei der
Erdmandel handelt es sich um eine sehr krautige
Pflanze, die eine Wuchshöhe von bis zu 60 Zentimeter erreicht und lange, unterirdische Ausläufer mit
knolligen Verdickungen bildet, welche allesamt über
einen Durchmesser bis zu 15 mm verfügen.

Die Geschichte der Erdmandel

Bereits vor über 6.000 Jahren war die Erdmandel schon bei den alten Ägyptern bekannt und wurde sogar in den Urnen alter Gräber nachgewiesen. Auch in arabischen und persischen Aufzeichnungen ist die Erdmandel unter dem Namen Hab-el-Aziz oder Zalam zu finden. In schriftlichen Aufzeichnungen bei Herodot (484 - 425 v. Chr.) wurde die Erdmandel ebenfalls benannt - hier allerdings unter der Bezeichnung Kyperos. Ärzte und Botaniker beschreiben die Erdmandel in den verschiedensten Epochen:

Beispielsweise in dem „Kräuterbuch" von Petr. Andr. Mathiolus findet man die ersten Beschreibungen der Erdmandel. Noch ausführlicher wird sie von Jacob Theodor Tabernaemontanus in seinem „Neu und vollkommen, Kräuterbuch", das in Frankfurt am Main 1613 gedruckt wurde, beschrieben. Die ersten Aufzeichnungen der positiven Eigenschaften der Erdmandel auf den menschlichen Organismus stammen von M. Sacc.

Die Firma HABEL-Getreideflocken war es Anfang der 1980 Jahre, die es schaffte in einem Spezialverfahren die Erdmandeln zu Flocken zu verarbeiten. Die Erdmandeln haben demzufolge von Anbeginn darum gekämpft, als Ergänzungslebensmittel mit einem erhöhten Ballaststoffgehalt anerkannt zu werden.

Die Inhaltsstoffe

Die Erdmandel ist eine reichhaltige Quelle, wenn es um Nährstoffe geht, denn sie enthält Vitamin C und wichtige Mineralstoffe wie Kalzium, Eisen, Phosphor, Magnesium und Kalium. Zudem sind in der Erdmandel ebenso viele ungesättigte Fettsäuren enthalten sowie Stärke, Proteine und Enzyme, welche für die Verdauung hilfreich sind.

In einer Studie, die von Professor Enrique Hernandez an der Universität Valencia für Mikrobiologie durchgeführt wurde, wird besonders die antioxidative und heilende Wirkung der Erdmandel hervorgehoben. Weiterhin weißt er in seiner Studie darauf hin, dass das Vitamin E, das in der Erdmandel enthalten ist, eine positive Wirkung auf das LDL-Cholesterin in unserem Körper hat.

Die Erdmandel zeichnet sich vor allem durch ihren großen Anteil an Ballaststoffen aus: 26% Ballaststoff, wovon 14% nicht löslich und 12% lösliche sind. Für den Darm sind die Ballaststoffe sehr wichtig, schließlich sind sie dafür verantwortlich, dass unsere Verdauung anregt wird. Ballaststoffe sind dabei behilflich, die toxischen Rückstände und die Stoffwechselgifte zu binden und anschließend aus dem Körper zu befördern. Das enthaltene Vitamin E schützt den Körper vor den freien Radikalen, während die Enzyme, Phytohormone, Biotin und das Rutin dafür

Sorge tragen, dass Blutgefäße und Gewebe stabilisiert werden. Für die Gesundheit von Magen und Darm wird jeder Altersgruppe der Verzehr der Erdmandeln empfohlen. Durch den Verzehr wird die Regulation von innen heraus stimuliert. Die Folge ist schlussendlich eine gesunde Darmflora.

Das ist in den Erdmandeln enthalten:

Mineralstoffe in mg %

Natrium (Na) 34 ; Kalium (K) 424 ; Calzium (CA) 92 ; Magnesium (Mg) 93 ; Eisen (Fe) 4 ; Kupfer (Cu) 0.97 ; Zink (Zn) 3.5 ; Mangan (Mn) 0.25 ; Phosphor (P) 211

Weitere Bestandteile

7,3 % Eiweiß; 25,5 % Fett; 31.9 % Kohlenhydrate, 26 % Ballaststoffe, wovon 16,9 % unlöslich und 9% löslich sind.

Die Anwendung der Erdmandel

Ernährungswissenschaftler empfehlen eine tägliche Einnahmemenge von mindestens 30 Gramm an Ballaststoffen, damit die Funktion des Darms bestehen bleibt. Doch warum ist das so wichtig und wie wirken die Ballaststoffe? Der Körper kann die Ballaststoffe nicht verdauen, allerdings füllen sie den Darm, wodurch dieser aktiviert wird, was zur Folge hat, dass die Verdauung regelmäßig stattfindet. Durch den Verzehr von zwei Esslöffeln Erdmandeln kann bereits Verstopfung und Bauchdrücken vorgebeugt werden. Doch Ballaststoffe sind noch zu vielen mehr nützlich. So binden sie auch die schädlichen Stoffe im Darm und wirken „reinigend". Somit werden unangenehme Blähungen aufgehalten, welche häufig durch ungebundene Stoffwechselprodukte von Bakterien entstehen. Die Folge: Der Bauch bleibt flach. Weiterhin sorgen die pflanzlichen Faserstoffe nicht nur dafür, dass der Verdauungstrakt funktioniert, sondern verfügen auch über eine Quellfunktion. Werden Gerichte mit Erdmandeln verfeinert, tritt eine langanhaltende Sättigung ein und Heißhungerattacken werden vermieden.

Erdmandel - eine gesunde Süße

Besonders der süßliche Geschmack der Erdmandel sticht hervor und das macht die Erdmandel zu einem wahren Bonbon unter den Knollen. Der glykemische Index der Knolle liegt unter 55. Der „Glyx" ist der Wert, der die blutzuckersteigende Wirkung des Lebensmittels angibt. Je geringer der Wert ist, desto weniger wird der Blutzuckerspiegel in die Höhe getrieben. Davon profitieren besonders die Diabetiker und die Sportler, aber auch diejenigen, die an Übergewicht leiden, sofern sie sich an dem Glyx-Wert orientieren. Doch auch Arginin (Aminosäure) kann

Positives bei Diabetes millitus bewirken, denn die Aminosäure steigert die Freisetzung des Insulins, sodass der Insulinbedarf gemindert wird.

Die Fakten der Erdmandel auf den Punkt gebracht:

- Sie verhindert Blähungen und Verstopfungen.

- Versorgt den Körper mit allen wichtigen essenziellen Mineralien, wie Kalzium, Eisen und Magnesium.

- Sie ist eine pflanzliche Proteinquelle.

- Sie enthält Vitamin B1, das wichtig ist für die Muskeln und Nervensysteme.

- Sie enthält mehr pflanzliche Ballaststoffe als beispielsweise Haferflocken.

- Ihr Öl ähnelt dem Olivenöl.

- Erdmandelmehl kann den Vitalstoffgehalt von Kuchen, Broten und anderen Speisen aufwerten.

- Der Saft der Erdmandel wird in China dazu verwendet, die Leber und das Herz zu stimu-

lieren und auch um Magen- und Menstrua-
tionsbeschwerden zu lindern/behandeln.

- Sie ist reich an Linolsäure, dass das schlechte
  Cholesterin mindert und vor Thrombose und
  Herzinfarkt schützt.

- Sie besänftigt den Magen.

Ingwer

Ingwer – eine scharfe Angelegenheit

Ingwer erfreut sich auch in Deutschland einer immer größeren Beliebtheit, schließlich hält er in immer mehr deutschen Küchen Einzug. Aber diese einzigartige Pflanze kann uns noch viel lehren. Forscher haben mittlerweile bestätigt, dass Ingwer hilfreich gegen eine Reihe von Beschwerden verwendet werden kann. Schon seit Jahrtausenden nutzen die asiatischen Völker Ingwer und seine herausragenden Eigenschaften. Inzwischen hat sich die „scharfe" Wurzel jedoch nicht nur bei uns als Küchengewürz etabliert, sondern sich auch als Heilmittel eingebürgert. Vor allem in England wird die Knolle geschätzt. Zu früheren Zeiten besaß England in Ostasien Kolonien und auch heute noch schätzen die Briten den Ingwer - das beweist vor allem das hohe Aufkommen des berühmten Ginger-Ales.

Im wahrsten Sinne des Wortes ist Ingwer eine scharfe Angelegenheit, denn beißt man auf die Knolle, dann brennt nicht nur die Zunge, sondern auch die Nase beginnt zu laufen und die Wangen röten sich. Manchmal durchläuft den Genussliebhaber sogar ein Gefühl der Wärme. Der Grund: Im Ingwer sind eine ganze Menge Scharfstoffe enthalten, welche allesamt die Wärmerezeptoren aktivieren.

Die Geschichte des Ingwers

Bereits seit über 4.000 Jahren wird Ingwer als Heil- und Würzpflanze verwendet, wobei die Vermutung nahe liegt, dass Ingwer seinen Ursprung in Indonesien hat und sich circa um 2.000 v. Christi dann über die Seehandelswege in dem ostasiatischen Raum verbreitet hat. Selbst Konfuzius schreibt in seinen Schriften schon 500 v.Chr. über Ingwer.

Der griechische Feldherr Alexander, der Große entdeckte den Ingwer während seiner Kreuzzüge nach Indien und Ägypten, womit Ingwer auch in Griechenland verbreitet wurde. Selbst die Leibärzte des römischen Kaisers Nero waren von der wärmenden Qualität des Ingwers überzeugt und auch die Legionäre trugen Ingwer während der Feldzüge mit sich. Die führende Stadt im Gewürzhandel war im 7. und 8. Jahrhundert Marseille, wo die Mönche von Corbie den Ingwer einkauften und mit ihm ihre berühmte Klostermedizin aufbauten.

Doch im 17. Jahrhundert wurde der Ingwer in Europa vergessen, da es Kaffee, Tee, Kakao und Zucker im Überfluss gab. Nur dem Weihnachtsgebäck wurde noch Ingwer beigefügt. Lediglich die Engländer bewahren bis heute die langgehegte Tradition, sodass Kekse, Pudding, Kuchen, Schokolade und andere Dinge wie Bier und Limonade mit Ingwer „gewürzt" werden.

Erst in den 1960 Jahren entdeckten die Deutschen den Ingwer wieder für sich. Diese „Wiederkehr" wurde in den 1970er Jahren durch die aufkommenden chinesischen Restaurants gefördert. Heute erhalten wir Ingwer frisch, getrocknet oder kandiert und das in bester Qualität.

Ingwer ist beliebter denn eh und je und das nicht nur aufgrund seines Geschmacks, sondern auch aufgrund seiner heilenden und lindernden Wirkung bei Beschwerden und Krankheiten. Seit einigen Jahren untersucht die Wissenschaft den Ingwer und es wurden schon zahlreiche wissenschaftliche Studien durchgeführt, die allesamt bestätigen, dass Ingwer gut für die Gesundheit ist.

Die Inhaltsstoffe von Ingwer

Riecht man am Ingwer, dann durchdringt ein angenehm aromatischer Duft das Riechorgan. Der Geschmack hingegen ist würzig und scharf. Für die Schärfe sind Gingerol und Shogaol verantwortlich, die im Ingwer enthalten sind. Zum ersten Mal wurde Ingwer gegen Ende des 19. Jahrhunderts extrahiert und die daraus entstehende Paste wurde als Oleoresin bezeichnet. Aus dieser wurde schlussendlich dann das Ginger und das Shogaol gewonnen. Die Wissenschaftler, die sich mit dem Ingwer beschäftigten, entdeckten im Laufe der Jahre viele weitere bioaktive Wirkstoffe (zur Zeit 160 verschiedene Substanzen), wie die ätherischen Öle Zingiberol und Zingiberen, aber auch Harzsäuren und Vitamin C sowie weitere wichtige Mineralstoffe. Die beiden Inhaltsstoffe Borneol und Cineol sind für die verdauungsfördernde und magenstärkende Wirkung verantwortlich. Doch die Wissenschaft ist noch nicht am Ende mit der Erforschung des Ingwers, denn es gibt noch viel mehr über ihn zu erfahren. Ingwer war neben Pfeffer einst das einzige scharfe Gewürz. Erst als der Chili aus Amerika auf den Markt kam, veränderte sich die Gewürzwelt.

Ingwer ein natürliches Heilmittel

Der wohl interessanteste Wirkstoff des Ingwers ist Gingerol - dieser Schadstoff ist in drei verschiedenen Arten zu finden ([6]-, [8]-, und [10]-Gingerol). Eben diesem Wirkstoff schreiben die Wissenschaftler eine positive Wirkung auf unseren Körper zu. Vor allem dem [6]-Gingerol bestätigt die Wissenschaft eine anti-krebserregende, antientzündliche und immunsuppressive Wirkung.

Zudem ist es auch möglich, dass dieses Gingerol sich positiv auf asthmatische Erkrankungen auswirkt. Allerdings stecken die Untersuchungen in diesem Bereich noch in den Kinderschuhen. Dagegen ist bereits bewiesen, dass die Gingerole sehr erfolgreich bei der Behandlung von Darm- und Hautkrebs eingesetzt werden können. Desweiteren hemmen sie auch das Wachstum des Magen-Schleimhaut-Bakteriums Helicobacter Pylori. Das wirkt sich positiv bei der Behandlung von Magenproblemen sowie auch eventuell der Magenkrebsvorsorge aus.

Umstritten ist hingegen, ob die Gingerole positiv auf rheumatische Arthritis Leiden wirken. Das [6]-Gingerol ist verantwortlich für die Hemmung der Expression des Cyclooxygenase-2 Enzyms, das unter anderem für die Entzündungen bei Arthrose und Rheuma verantwortlich ist. Aufgrund dessen, das die Gingerole das gleiche Enzym Cyclooxygenase hemmen, ist Ingwer einsetzbar bei Migräne/Kopfschmerzen oder auch Muskelschmerzen.

Faszinierend ist ebenso, dass nur ein einziger Wirkstoff bereits so viele positive Effekte auf die menschliche Gesundheit hat. Und wer hätte es gedacht: Ingwer ist noch zu viel mehr imstande.

Das Immunsystem wird durch Ingwer gestärkt – oft lässt nach dem Training ein Muskelkater nicht auf sich warten, doch wer Ingwer regelmäßig zu sich nimmt, der kann die Muskelschmerzen und den Muskelkater deutlich im Zaum halten. Das bedeutet, ein Sportler, der regelmäßig Ingwer zu sich nimmt, ist in der Lage härter zu trainieren, als seine Konkurrenz.

1.

Stärkt das Immunsystem – auch das menschliche Immunsystem kann von der Einnahme von Ingwer profitieren. Denn das wichtigste wasserlösliche Antioxidans, Glutathion, in unserem Körper ist für die Stimulation des Immunsystems verantwortlich, indem es die Funktion der weißen Blutkörper anregt. Durch die regelmäßige Einnahme von Ingwer kann einer krankheitsbedingten Abnahme des Antioxidans entgegengewirkt werden. Fazit: Ingwer ist dem Immunsystem behilflich bei der Abwehr von Krankheiten.

2.

Ein Schmerzmittel ohne Nebenwirkungen – Studien haben bewiesen, dass Ingwer schmerzstillende und entzündungshemmende Eigenschaften besitzt. Diese stehen den Medikamenten in nichts nach. Nur ein einziger Unterschied besteht: Ingwer kann keine Magen-Darm-Blutungen oder Geschwüre verursachen. Eine Studie ergab, dass ein Patient mit Arthrose im Knie bei einer Einnahme von Ingwer (täglich 30 bis 500 Milligramm) seine Knieschmerzen erfolgreich für 4 bis 36 Wochen reduzierten konnte.

3.

Es schützt die Augen – doch nicht nur Schmerzen können mit Ingwer behandelt werden, sondern auch die Augen. Neuste Untersuchungen, die an Ratten durchgeführt wurden, haben gezeigt, dass Ingwer in der Lage ist, den grauen Star bei Diabetikern zu verhindern oder zumindest die Entwicklung zu verlangsamen. Diese Studie ist in dem Fachmagazin Molekular Vision veröffentlicht worden.

Studien über Ingwer

Eine neue Studie belegt weiterhin, dass Ingwer nicht nur bei den oben genannten Beschwerden helfen kann, sondern auch beim Abnehmen behilflich ist und angeblich die Potenz steigern soll. Desweiteren soll Ingwer laut einer Studie den Blutzuckerspiegel senken. Der Studienleiter Basil Roufogalis, ein Professor für pharmazeutische Medikamente, und seine Kollegen haben herausgefunden, dass die gewonnenen Extrakte des Ingwers die Aufnahme von Glukose in den Muskelzellen ganz unabhängig von der Insulineinnahme unterstützen. Somit ist es möglich, erhöhte Blutzuckerwerte zu kontrollieren, welche besonders bei Langzeitpatienten vorkommen.

Zudem fanden die Wissenschaftler heraus, dass es den Zellen auch möglich ist, ganz unabhängig von der Insulingabe zu arbeiten. Auch hierfür sind die enthaltenen Gingerole zuständig, welche die größte Gruppe der phenolischen Substanzen des Ingwers darstellen.

Nachtkerzenöl

Nachtkerzenöl wird aus der gemeinen Nachtkerze, einer Pflanzenart der Nachtkerzen-Gattung, gewonnen. Zur Erzeugung des Öls dienen dabei die Samen, die eine Größe von bis zu 2 Millimeter erreichen können.

Das Nachtkerzenöl hat als pflanzliches Heilmittel eine immense Bedeutung gewonnen und kann sowohl für die äußerliche als auch innerliche Anwendung genutzt werden.

Wie wird Nachtkerzenöl genau hergestellt?

Obwohl es in der Natur etwa 120 verschiedene Arten der Nachtkerze zu finden gibt, die hauptsächlich in Nord-, Mittel- und Südamerika beheimatet sind, wird in der Regel die gemeine Nachtkerze zur Herstellung des Nachtkerzenöls verwendet.

Seit etwa 400 Jahren findet sich die Nachtkerze auch in Europa an. Ihren Namen verdankt sie dabei ihrer charakteristischen Wuchsform, die an eine gewöhnliche Kerze erinnert. „Nacht"kerze wird sie deshalb genannt, da sich die gelben Blüten erst in der Abenddämmerung zu öffnen beginnen.

Um das wirksame Nachtkerzenöl gewinnen zu können, müssen in einem ersten Schritt die Samen der

Pflanze gereinigt und anschließend getrocknet werden. Die Trocknung ist deshalb so wichtig, da die Samen einen Wassergehalt von maximal 9% beinhalten dürfen. Der Herstellungsprozess kommt gänzlich ohne Wärmezufuhr aus. Das Öl wird kalt gepresst. Ähnlich wie bei der Gewinnung von hochwertigem Kokosnuss-Öl, wird somit sichergestellt, dass keines der Geschmacksstoffe, Fettsäuren oder auch Farbstoffe verlorengehen.

Im Handel sind jedoch mittlerweile zunehmend Öle zu finden, bei denen auf eine Kaltpressung verzichtet wurde und bei deren Herstellung hohe Temperaturen zum Einsatz kommen. Unter Umständen wurden sogar Chemikalien beigesetzt. Als Kunde ist es daher besonders wichtig, auf die Reinheit des Nachtkerzenöls zu achten und sich die Hinweise zum Herstellungsverfahren genau durchzulesen.

Nur so lässt sich sicherstellen, dass man wirklich das beste Produkt mit der effektivsten und natürlichsten Wirkung erhält.

Was beinhaltet das Nachtkerzenöl?

Nachtkerzenöl bietet einen etwa 80%-en Anteil an ungesättigten Fettsäuren. Diese sind für den Körper sehr wichtig, da sie vom Organismus nicht selbsthergestellt werden können. Es ist daher nötig, sie dem Körper von außen zuzuführen. Bei den im

Nachtkerzenöl enthaltenen ungesättigten Fettsäuren handelt es sich um Linolsäure und Gamma-Linolsäure.

Nachtkerzenöl weist einen hohen Gehalt an Linolsäure auf. Im menschlichen Körper wird diese in Gamma-Linolsäure umgewandelt. Aus diesem Grund kommt das Öl sehr häufig zur Behandlung von Neurodermitis zum Einsatz, da die an Neurodermitis erkrankten Patienten unter einem Mangel an Gamma-Linolsäure leiden.

Aber auch Aminosäuren, Vitamin E und Mineralien sind in Nachtkerzenöl zu finden.

Was bewirken Linolsäure und Gamma-Linolsäure?

Da Nachtkerzenöl gerade aufgrund des hohen Gehalts dieser beiden ungesättigten Fettsäuren so geschätzt wird, lohnt ein genauerer Blick, welchem Nutzen sie dem menschlichen Körper zu bieten haben.

Damit aus der Linolsäure Gamma-Linolsäure werden kann, muss neben der Linolsäure auch das Enzym Delta-6 vorhanden sein. Wurde im Körper die Gamma-Linolsäure gebildet, erfolgt ein weiterer komplexer Vorgang in Form eines Umwandlungsprozesses und es entsteht Prostaglandin E1. Prostaglandin E1 erfüllt im Körper gleich mehrere Funktionen. So senkt es beispielsweise den Cholesterinspiegel, unterstützt das Immunsystem und sorgt dafür, dass der Hormonhaushalt ausgewogen bleibt. Auch Hautentzündungen lassen sich mit Hilfe von Prostaglandin E1 behandeln. Damit dieses Enzym also im Körper gewonnen werden kann, ist ein ausreichender Gehalt an Linolsäure erforderlich. Sollte ein körperlicher Mangel herrschen, kann hier Nachtkerzenöl ausgleichend verabreicht werden.

Wie wirkt Nachtkerzenöl?

Nachtkerzenöl wird vor allem aufgrund seiner entzündungshemmenden Wirkung geschätzt.

Kommt es zu einer Entzündung im Körper, sind dafür auch immer bestimmte Botenstoffe mitverantwortlich. Nachtkerzenöl schafft es, das Muster dieser Botenstoffe zu beeinflussen und zu verändern.

Anwendungsmöglichkeiten von Nachtkerzenöl

Das Öl kann in flüssiger Form sehr gut auf der Haut verteilt werden. Hier verhilft es der Haut bei der Regeneration und Heilung. Die Haut wird mit Feuchtigkeit versorgt und fühlt sich sanft und geschmeidig an.

Geschädigte oder extrem trockene Haut, wie etwa

Rötung oder Schuppung, wird wieder in ein gesundes Gleichgewicht gebracht. Der Zellstoffwechsel wird angeregt und die Haut wird elastischer.

Darüber hinaus hat eine regelmäßige Behandlung mit Nachtkerzenöl auch schon zu einer Verbesserung bei Morbus Bechterew geführt und kann zudem den Cholesterinspiegel senken. Frauen, die unter prämenstruellen Beschwerden leiden, können diese ebenfalls mit Hilfe von Nachtkerzenöl lindern.

Mit Hilfe einer zeitlich gut geplanten Einnahme, kann einer Pollenallergie ebenfalls vorgebeugt werden.

Nachtkerzenöl lässt sich desgleichen sehr gut in die regelmäßige Pflegeroutine integrieren, da es im Handel auch als Gesichtscreme, Shampoo oder Duschgel angeboten wird.

Auch eine innerliche Anwendung ist möglich. Diese erfolgt in der Regel durch Kapseln. Hier ist eine genaue Dosierung besonders einfach. Die Kapseln werden mit ausreichend Flüssigkeit eingenommen. Empfohlen sind 2x2 Kapseln täglich, möglichst über einen Zeitraum von mindestens sechs Wochen.

Haltbarkeit und Lagerung des Nachtkerzenöls

Wird das Nachtkerzenöl der Luft ausgesetzt, kann es rasch ranzig werden. Daher ist immer darauf zu achten, dass bereits geöffnete Ölflaschen wieder gut verschlossen sowie kühl und dunkel gelagert werden. So lässt sich das Öl bis zu drei Monate aufbewahren und kann immer wieder bei Bedarf verwendet werden. Eine ungeöffnete Flasche kann bestenfalls bis zu einem Jahr aufbewahrt werden, ohne dass das Öl an Qualität verliert.

Wer das Nachtkerzenöl über einen längeren Zeitraum als Kur einnehmen möchte, sollte die Kapseln dem flüssigen Öl vorziehen, da diese einfacher in ihrer Lagerung zu halten sind.

Nachtkerzenöl ist nicht nur für den Menschen geeignet

Aufgrund seiner natürlichen Wirkungsweise kann Nachtkerzenöl auch bei Tieren zum Einsatz kommen. Für Pferde und Hunde wird im Handel deshalb spezielles Ergänzungsfutter angeboten, das mit Nachtkerzenöl angereichert ist. In der Tierheilkunde wird dies sehr zur Behandlung von u.a. Allergien oder Hauterkrankungen (z.B. durch Parasiten) geschätzt.

Studien über die Behandlung mit Nachtkerzenöl

Immer wieder sind in der Literatur Hinweise zu positiven Studienergebnissen nachzulesen, die die Wirksamkeit der Behandlung mit Nachtkerzenöl untermauern. Vermehrt geht es dabei um die Behandlung von atopischer Dermatitis.

Als Beispiel ist hier eine indische Studie zu nennen, an der 50 Patienten teilnahmen, die unter atopischer Dermatitis litten. Ihr Hautbild wurde vor dem Beginn der Behandlung genaustens dokumentiert.

Die Patienten wurden in zwei Gruppen aufgeteilt. Die eine Gruppe erhielt über einen Zeitraum von fünf Monaten je 500 mg Nachtkerzenöl. An die andere Gruppe wurden über den gleichen Zeitraum hinweg Kapseln mit Sonnenblumenöl ausgegeben, die den Nachtkerzenöl-Kapseln täuschend ähnlich sahen.

Nach Abschluss der Behandlung wurde das Hautbild erneut untersucht, um zu sehen, ob sich Juckreiz und Trockenheit der Haut verbessert haben. Eine klinisch relevante Verbesserung in der Gruppe der Patienten, die Nachtkerzenöl verabreicht bekommen hatten, konnte bei 96% der Studienteilnehmern festgestellt werden. In der Vergleichsgruppe waren es dagegen nur 32%, bei denen es zu einer Verbesserung des Hautbildes kam.

Shiitake

Bei der Shiitake handelt es sich um eine Pilzart, die zu der Familie der Schwindlingsverwandten gehört. Diese Art der Pilze befinden sich hierzulande noch auf dem Vormarsch. Seit etwa zehn Jahren haben die ursprünglich aus Asien stammenden Pilze auch hier einen festen Platz in der Küche eingenommen. Doch nicht nur zum Kochen werden sie gern genutzt. Ihnen wird überdies auch eine gewisse Heilwirkung zugesprochen.

Wo kommen die Shiitake Pilze her?

Bereits seit Jahrhunderten weiß man in Japan und China bereits um den Geschmack und die Wirkung der Shiitake Pilze. Dort können sie ganz einfach in den Wäldern gesammelt werden. Anders sieht es hingegen in Deutschland aus. Hier müssen die Pilze eigens angebaut werden. Dafür werden spezielle Gewächshäuser genutzt, mit denen sich die benötigte Temperatur von ca. 20 Grad sowie die sehr hohe Luftfeuchtigkeit von 80% regulieren lassen.

Nutzung als Speisepilz

Der Shiitake Pilz gehört neben dem Champignon zu den Speisepilzen, die am häufigsten angebaut werden. Er zeichnet sich durch sein feines Aroma aus, das ihn als Beigabe zu praktisch jeder Art von Gericht, ob

Fisch, Fleisch oder Geflügel, empfehlenswert macht.

Interessant ist hierbei zu wissen, dass dem Shiitake Pilz die Geschmacksqualität 'umami' verliehen wurde. Als 'umami' bezeichnet man die fünfte Geschmacksqualität (neben süß, sauer, bitter und salzig), die von der Zunge wahrgenommen werden kann. Shiitake Pilze versprechen also ein ganz besonderes Geschmackerlebnis.

Und auch wenn Shiitake Pilze in vielen Ländern ausschließlich als Zuchtpilze angeboten werden, schätzen Kenner an diesem Pilz, dass sie wie kaum ein anderer Pilzart ihr Wildpilz-Aroma beibehalten haben.

Inhaltsstoffe des Shiitake Pilzes

Viel Eiweiß, wenig Kalorien und keinerlei Fett; das zeichnet den Shiitake Pilz aus und prädestiniert ihn somit geradezu für eine gesunde Ernährung.
In 100 Gramm Shiitake Pilzen ist enthalten:

- Kalorien   42 g

- Eiweiß   1,6 g

- Fett   0 g

- Kohlenhydrate   12 g

- Ballaststoffe   2 g

Der Shiitake Pilz enthält zudem: Kalium, Zink, Vitamine B1 und B2, Eisen, Niacin und Phosphor. Auch Vitamin D und Calzium ist in dem Pilz vorhanden. Wie hoch hier jedoch der Anteil ausfällt, ist maßgeblich von der Kultivierung und Trocknung des Pilzes abhängig und kann somit variieren.

Die Rolle des Shiitake Pilzes in der TCM

In der traditionellen Chinesischen Medizin wird der Shiitake Pilz vornehmlich als Naturheilmittel gegen Rheuma und zur Senkung des Cholesterinspiegels eingesetzt. Die Gefahr von Kreislauferkrankungen lässt sich so deutlich senken. Zudem wird durch den Shiitake Pilz das Yang gestärkt. Er ist also immer dann sehr bekömmlich, wenn es um Erkrankungen des Unterleibs geht. Darüberhinaus können durch den Shiitake Pilz giftige Einflüsse neutralisiert werden, die durch die Nahrung in den menschlichen Körper gelangen.

Dem Pilz wird ebenso eine antimikrobielle Wirkung gegen Parasiten, Pilze, Viren und Bakterien zugeschrieben. Zum einen kann das Wachstum dieser Organismen durch den Pilz gehemmt werden, zum anderen stärkt der Shiitake Pilz die Abwehrfähigkeit und das Immunsystem. Dafür verantwortlich sind Polysaccharide aus Pilzen und Hefe. Durch den Genuss von Shiitake Pilzen wird dem Körper ein geringer Gehalt an Lentinan zugeführt, einem komplexen

Zucker, dem sogar die Wirkung zugeschrieben wird, die Krebsabwehr zu fördern. Lentinan bewirkt, dass spezialisierte Immunzellen vermehrt produziert und dass körpereigene Botenstoffe zunehmend ausgeschüttet werden, die für die Bekämpfung von Viren und Krebszellen benötigt werden. So kommt es schlussendlich im Körper zu einer vermehrten Produktion von Leucocyten.

Shiitake Pilze im Kampf gegen Krebs

Das im Shiitake Pilz enthaltene Lentinan unterstützt den Körper bei der Krebsabwehr. Krebszellen können besser aufgespürt und zerstört werden. Wird der Presssaft aus dem Pilz zu sich genommen, kann sogar festgestellt werden, dass Tumorzelllinien sich weniger unkontrolliert vermehren.

Unterstützend wirkt der Shiitake Pilz auch bei der Durchführung einer Radiotherapie oder einer Antikörpertherapie.

Krebs-Studie mit zufriedenstellenden Ergebnissen

89 Patienten, bei denen inoperabler Magenkrebs diagnostiziert wurde, nahmen an einer Studie zur Wirkung des Shiitake Pilzes teil.

Die Patienten wurden dazu in zwei Gruppen

eingeteilt. Die eine Gruppe unterzog sich ausschließlich einer Chemotherapie, bei der anderen wurde unterstützend zur Chemotherapie noch Lentinan gespritzt. Die Patienten aus der zweiten Gruppe überlebten wesentlich länger (189 Tage), als die Patienten, die lediglich durch eine Chemotherapie behandelt wurden (109 Tage).

Darüber hinaus wurde u.a. von der University of Texas eine weitere Studie durchgeführt. Diese sollte erforschen, ob Shiitake Pilze auch unterstützend beim Kampf gegen Gebärmutterhalskrebs wirken können. Nachzulesen ist die Studie im Fachjournal 'Cancer Prevention Research'. Zudem wurde sie im März 2014 beim 45. Frauenkrebs-Jahresmeeting in den USA vorgestellt.

Ziel der Studie war es, ob sich die HP-Viren, die für den Krebs verantwortlich sind, durch Shiitake Pilze bzw. dem enthaltenen Wirkstoff AHCC bekämpfen lassen, bzw. ob eine Entstehung der Viren verhindert werden kann.

Es gab insgesamt drei Versuchsreihen, bei denen den Probanden jeweils AHCC gezielt verabreicht wurde. Bei den insgesamt drei Versuchsreihen konnte dasselbe Ergebnis festgestellt werden: Die HP-Viren wurden in ihrer Aktivität gehemmt und der Krebs wuchs nicht weiter. Sogar ein 16%iger Rückgang des Krebswachstums konnte verzeichnet werden.

Die verantwortliche Wissenschaftlerin der Studie, Dr. Judith Smith, sprach sich daher für eine Verwendung von AHCC als unterstützende Maßnahme bei allopathischen Krebstherapien aus.

Wobei kann der Shiitake Pilz noch helfen?

- Senkung des Cholesterinspiegels
- Arteriosklerose (Arteriosklerotische Schäden an der Aorta können vermieden werden)
- Osteoporose
- Arthritis
- Thrombosen
- Leberschützende Wirkung aufgrund der enthaltenen Polyphenolen
- Magengeschwüre
- Gicht
- Migräne
- Hepatitis

Wie lässt sich der Shiitake Pilz anwenden?

Zum einen lassen sich Shiitake Pilze natürlich hervorragend in die regelmäßige Ernährung integrieren. Sie sind leicht zuzubereiten und können vielen verschiedenen Gerichten beigefügt werden. So sind sie weniger ein Nahrungsergänzungsmittel, sondern eher ein tatsächlicher Bestandteil der Ernährung.

Darüber hinaus können spezielle Pulver und Extrakt erworben werden.

Das Pulver wird im Handel lose oder in Form von Tabletten oder Kapseln angeboten. Um an das Pulver zu gelangen, wird sich dem Fruchtkörper des Shiitake Pilzes bedient. Dieser wird zuerst getrocknet und danach zermahlen. Alle wertvollen Inhaltsstoffe können so erhalten werden.

Daneben gibt es das Extrakt, welches vornehmlich in Form von Kapseln angeboten wird. Auch hier wird zur Gewinnung zuerst der Fruchtkörper getrocknet. Anschließend erfolgt die Pulverisierung. Der Unterschied zum Pulver erfolgt dann durch die Extrahierung mittels Heißwasserauszugs. Die nicht wasserlöslichen Teile werden bei diesem Vorgang ausgewaschen und sind nach der Extrahierung somit nicht mehr vorhanden.

Dies wirft die Frage auf, warum überhaupt Extrakt hergestellt wird, wenn im Pulver wesentlich mehr Inhaltsstoffe erhalten bleiben? Ganz klar: Die Polysaccharide werden somit in hoher Konzentration erhalten. Diese werden zur Krebsbehandlung benötigt und sind im Extrakt in einer wesentlich höheren

Konzentration vorhanden als im Pulver.

Das Extrakt wird daher vornehmlich bei schweren Erkrankungen eingesetzt, während sich das Pulver für allgemeine Beschwerden empfiehlt.

Tragantwurzel

Die Tragantwurzel, auch bekannt unter ihrem lateinischen Namen Astralagus membranaceus, ist ein wichtiger Bestandteil der Traditionell Chinesischen Medizin.

Herkunft der Tragantwurzel

Die Tragantwurzel ist im gemäßigten Asien, genauer gesagt im Norden Chinas, beheimatet. In den dort befindlichen Bergregionen wächst die Wurzel, die zu den Hülsenfrüchten gehört und sich durch ihre typische Schmetterlingsblüte auszeichnet, mehrjährig und erreicht eine Höhe von bis zu 40 cm.

Bereits seit 400 Jahren kommt die Wurzel in der Traditionellen Chinesischen Medizin zum Einsatz.

Einsatzgebiete der Tragantwurzel

In China wird die Tragantwurzel vornehmlich geschätzt, da sie die Lebensenergie, das sogenannte Qi, wiederbelebt. Nach der Einnahme fühlen sich Konsumenten fitter, das Immunsystem wird gestärkt und auch die Wundheilung wird unterstützt. Die Tragantwurzel beschleunigt das Zellwachstum und das Wundgebiet wird durch die Blutgefäße besser versorgt.

Eine entscheidende Wirkung hat die Tragantwurzel weiterhin auf das Herz. Dank der Einnahme der Wurzel wird das Herz gekräftigt und besser durchblutet. Der Herzmuskel arbeitet besser und zerstörerische Oxidationsprozesse werden gemindert.

Dieselbe Wirksamkeit kommt der Lunge zugute, werden aktiv die Lungenfunktion verbessert. Wer unter Kurzatmigkeit und Asthma leidet, kann bei einer regelmäßigen Einnahme der Tragantwurzel eine Besserung feststellen.

Unterstützend im Kampf gegen Diabetes

Die Tragantwurzel kann auch bei Diabetes helfen. Diesbezüglich wurden verschiedene Tierversuche durchgeführt, um die Wirksamkeit zu bestätigen. Ins Spiel kommen hierbei die Komponenten Astragalosid II und Isoastragalosid I. Diese erzeugen einerseits eine Senkung der Blutzuckerwerte und sorgen zugleich dafür, dass der Patient besser auf die Verabreichung von Insulin anspricht. Auch eine vermehrte Produktion des Hormons Adiponektin wird erzeugt.

Um die Wirkung bei Diabetes und deren Begleiterscheinungen weiß man in China bereits seit der Ming Dynastie. Die staatliche Arzneimittelverwaltung Chinas dokumentiert die Rezepte, die zur Behandlung von Diabetes empfohlen werden. Insgesamt wurden sieben Rezepte an der Zahl aufgezeichnet. Allein sechs davon enthalten als Zutat Astragalus.

Alternative zu chemischen antiallergischen Arzneimitteln

Wer bisher nur im Kampf gegen die Heuschnupfenbeschwerden auf chemische Arzneimittel setzte, für den könnte die Einnahme von Kapseln mit Tragantwurzelextrakt eine echte Alternative darstellen.

Mit der Einnahme soll jährlich möglichst frühzeitig begonnen werden. So lässt sich das Immunsystem zusätzlich stärken, die Symptome schwächen schließlich später ab. Auch die Pollenallergie kann durch die Anwendung gänzlich verhindert werden.

Empfehlungen zufolge sollte der Beginn der Tragantwurzel-Therapie etwa ein Monat vor Beginn der Pollenallergie-Saison stattfinden. Durch die Tragantwurzel wird der Körper aktiv unterstützt und gestärkt, um schließlich Allergene wesentlich besser beseitigen zu können.

Auch wenn der Heuschnupfen bereits eingesetzt hat, erweist sich die Einnahme der Tragantwurzel noch als wirksam. In diesem Fall können täglich 2x2 Kapseln eingenommen werden. Die Einnahme sollte auf nüchternen Magen erfolgen.

Weitere Anwendungsgebiete:

- Erkältung
- Herzattacken
- Halsweh
- Chronische, degenerative Erkrankungen
- Müdigkeit
- Durchfall
- Appetitlosigkeit

Wie lässt sich die Wirkungsweise der Tragantwurzel beschreiben?

- Antioxidativ
- Nervenschützend
- Entgiftend
- Entzündungshemmend
- Entiviral
- Entitumoral
- Vitalisierend
- u.a.

Inhaltsstoffe der Tragantwurzel

- Polysaccharide

- Triterpene

- Saponine

- Soysponin

- Flavonoide

- Linolsäure

- Isoflavonoide

Die immunstimulierende Wirkung der Tragantwurzel

Bei all den vielen Wirkungsweisen der Tragantwurzel, lohnt es, einen genaueren Blick auf ihre immunstimulierende Wirkung zu werfen.

Die Tragantwurzel kann die natürlichen Killerzellen, die Makrophagen und die Immunglobuline aktivieren. Auch die Stammzellenvermehrung wird gefördert. All diese Wirkungsweisen machen die chinesische Wurzel auch für die Krebsbekämpfung und zur Unterstützung einer AIDS-Therapie interessant.

Das Besondere an der Tragantwurzel ist, dass das Immunsystem nicht zwingend hochgefahren werden muss. Ein funktionierendes Immunsystem ist wichtig, jedoch gibt es Fälle, in denen eher eine regulierende statt einer stimulierenden Wirkung angezeigt wird, wie etwa bei Patienten, die unter Allergien, Lupus oder auch Arthritis leiden. Bei diesen Krankheiten wendet sich das Immunsystem sprichwörtlich gegen den eigenen Körper. Die Tragantwurzel erkennt die Situation des Organismus und greift hier mit ihren Wirkstoffen regulierend ein, statt das Immunsystem immer weiter hochzupushen.

Wie nimmt man die Tragantwurzel am besten zu sich?

Sehr verbreitet ist die Einnahme mittels Tee oder in Form von Suppen. Verwendet werden dafür ausschließlich die Wurzeln der Pflanze. Für die medizinische Verwendung werden ebenso Salben und Tinkturen sowie Kapseln und Tabletten hergestellt.

Sehr empfehlenswert sind qualitativ hochwertige Extrakte, die zu Kapseln verarbeitet und hierzulande in Apotheken angeboten werden.

Wird das wässerige Extrakt der Tragantwurzel in Form von Nasenspray verabreicht, werden Erkältungssymptome gemindert, welche die Erkältung schneller abklingen lassen. Grund hierfür ist die gesteigerte Produktion von Botenstoffen.

Die Tagesdosis liegt bei etwa 9-30 g getrockneter Wurzeln. Wird die Tragantwurzel als Extrakt eingenommen, empfehlen sich hier etwa 320 mg Extrakt.

Die Tragantwurzel als Anti-Aging Mittel?

Der Tragantwurzel wird auch eine effektive verjüngende Wirksamkeit zugeschrieben. Die Wurzel kann gegen Glykierung helfen; hierbei handelt es sich um die schädliche Reaktion, die zwischen Blutzucker und Proteinen stattfindet. Diese Reaktion trägt maßgeblich zur Alterung bei und kann durch die Tragantwurzel gemindert werden.

Doch die verjüngende Wirkung der Wurzel geht noch überdies hinaus. Auch das Erbgut lässt sich durch sie reparieren. Ebenso werden die Telomere davor geschützt, sich zu verkürzen. In Kombination mit der antioxidativen Wirkung der Wurzel, ist sie daher ein durchaus wirksamer Bestandteil eines Anti-Aging Programmes.

Studien über die Tragantwurzel

Wissenschaftliche Untersuchungen, die die Wirkung der Tragantwurzel auf den menschlichen Körper bestätigen, sind nur noch sehr selten. In den 90er Jahren haben amerikanische Wissenschaftler festgestellt, dass sich die Tragantwurzel durchaus positiv auf eine durchgeführte Krebstherapie auswirken kann. Insbesondere bei Prostatakrebs ließen sich zufriedenstellende Ergebnisse erzielen.

Zudem wurden verschiedene Tierversuchsreihen

durchgeführt. Hierbei kamen Wissenschaftler zu dem Ergebnis, dass die Kombination aus Tragantwurzel und Pfingstrose höchst wirksam sein kann. Durch sie ließ eine leberschützende Funktion bei Erkrankungen an chronischer Hepatitis feststellen.

Hinweis zu den Bezugsquellen

Die Bayerische Landesanstalt für Landwirtschaft hat erste Vorversuche durchgeführt, um herauszufinden, ob sich die Tragantwurzel auch hierzulande anbauen lässt. Diese Vorversuche sind geglückt. Eine Kultivierung in Feldbau ist also durchaus möglich. Trotzdem wird die Wurzel sehr häufig, meist über Internetseiten, aus Fernost angeboten. Es ist jedoch sehr schwierig, die Anbaubedingungen in weit entfernten Ländern zu überprüfen. Daher kann hier nie sichergestellt werden, dass auch tatsächlich alle Qualitätsanforderungen eingehalten werden. Wer Tragantwurzeln aus Fernost bezieht, zum Beispiel als Pulverform, sollte daher auf die genauen Inhaltsstoffe achten. Schwermetalle, Belastungen durch Pestizide oder die Beigabe von Cortison sollten gemieden werden.

Gibt es Nebenwirkungen bei der Einnahme der Tragantwurzel?

Es konnten bisher keine Nebenwirkungen bei der Einnahme der geprüften oral verabreichten Extrakte festgestellt werden. Was jedoch mögliche Nebenwirkungen für Kräutermischungen mit Tragantwurzel angeht, liegen noch keine gesicherten Erkenntnisse vor. Daher sollten Zubereitungen, die die Tragantwurzel beinhalten, nicht während der Schwangerschaft oder Stillzeit eingenommen werden.

Traubenextrakt

Dem Traubenextrakt wird ein großes Heilpotential zugesprochen. Enthalten ist das wertvolle OPC (Procyanidinen), ein antioxidativ wirksamer Pflanzenstoff, der sich hervorragend als Nahrungsergänzungsmittel eignet. Traubenextrakt kann zu Recht als wahres Superfood bezeichnet werden, wirkt es sich nicht nur positiv auf die Wundheilung, das Herz und die Nerven aus, sondern ist weiterhin ein praktisches Anti-Aging-Mittel, das im Kampf gegen Falten und einen fahlen Teint hilft.

Wie wirkt Traubenextrakt?

* Entzündungshemmend

* Antikrazinogen

OPC als natürliches Wundermittel

OPC kann hervorragend zur Wundheilung eingesetzt werden. Wunden heilen deutlich schneller ab, wenn sie mit OPC behandelt werden. Zudem unterstützt Traubenextrakt die Regeneration von beschädigten Blutgefäßen und auch das Bindegewebe kann sich schneller erholen.

Das im Traubenextrakt enthaltene OPC kann sehr gut zur Unterstützung einer Neurodermitis-Therapie eingesetzt werden. Patienten, die OPC mit einer täglichen Dosis von 100 mg über mehrere Monate eingenommen haben, konnten sich über eine signifikante Verbesserung ihres Hautbildes freuen.

OPC kann jedoch noch wesentlich mehr. Auch das Haarwachstum und die gesunde Optik der Haare lässt sich durch den Pflanzenstoff fördern. Das Haar wächst schneller und dichter und sieht gesund als auch glänzend aus. Die Haarstruktur wird repariert, was dem Haar einen unvergleichlichen Glanz verleiht. Das beschleunigte bzw. vermehrte Haarwachstum liegt daran, dass durch OPC die Zellvermehrung der Haarfollikel gefördert wird.

Wobei kann Traubenextrakt noch helfen?

- Verbesserte Sehfähigkeit

- Hilfreich bei der Bekämpfung des Grauen Stars

- Schutz für Herz und Blutgefäße; das Risiko, unter Herz-Kreislaufproblemen zu leiden wird deutlich reduziert

- Senkung des Cholesterinspiegels

- Hilfreich bei PMS-Beschwerden; Harmonisierung des Hormonsystems

- Wirkt als natürliches Anti-Histamin bei Allergien

- Unterstützt die Behandlung von ADS

- Hilft gegen Krampfadern und Schwellungen

Traubenextrakt als Anti-Aging Mittel

In der Werbung lässt sich immer wieder hören und lesen, dass Schönheitsprodukte mit Traubenextrakt angereichert sind. Doch was ist an dem Versprechen dran, dass die rote Traube tatsächlich bei der Verjüngung der Haut helfen kann?

Auch bei der Anti-Falten-Pflege kommt OPC wieder ins Spiel. Sie gehören zu den stärksten verfügbaren Antioxidantien und können sich gegen die bedrohlichen freien Radikale durchsetzen. Dies ist überaus wichtig, denn freie Radikale haben eine durchaus negative Wirkung auf den Körper. Sie beeinträchtigen die Zellen und können sogar dafür sorgen, dass diese funktionsuntüchtig werden. Im schlimmsten Fall entartet die Zelle sogar, was selbst Krebs zur Folge haben kann. Je mehr ein Organ unter freien Radikalen leidet, umso schlimmer wird es in Mitleidenschaft gezogen. Da die Haut das größte Organ des Menschen ist, lässt sich auch hier die Auswirkung der freien Radikale feststellen. Die Haut wirkt faltig und grau, der Teint ist fahl und ohne Spannkraft und wirkt ungesund sowie wenig attraktiv.

Wenn freie Radikale nicht nur die Hautzellen selbst angreifen, sondern sich auch an Kollagen und Elastin zu schaffen machen, hat der Betroffene mit besonders hartnäckigen Falten zu kämpfen. Die im Hautgewebe befindlichen Fibroplasten werden von den freien Radikalen angegriffen. Daraufhin bilden sie weniger Faserproteine. Auch dadurch verliert die Haut an Stabilität und Elastizität.

Hier kommt nun das OPC ins Spiel, das um ein vielfaches wirksamer ist als Vitamin C und Vitamin E.

Durch das OPC wird das beschädigte Kollagen repariert. Die Haut gewinnt wieder an Spannkraft und erscheint wesentlich glatter und vitaler.

In Kombination mit einem gesunden Lebensstil, bei dem auf Rauchen, Alkohol und Stress verzichtet wird, was nämlich zusätzlich die Bildung freier Radikale fördert, kann sich so jeder selbst zu einem verjüngten Hautbild verhelfen und wieder im neuen Glanz erstrahlen.

Die Kosmetikindustrie hat sich schon länger die

effektive Wirkungsweise des Traubenextraktes zunutze gemacht und bietet im Handel eine Vielzahl an Kosmetikprodukten an, die mit dem Extrakt angereichert sind. Ob Pflegecreme, Maske oder sogar Lippenpflege: Wer seiner Haut etwas Gutes tun möchte, kann sein Pflegeprogramm neu ausrichten und das gesunde Traubenextrakt darin integrieren.

Wie genau wirken die Antioxidantien im Kampf gegen die freien Radikale?

Durch Antioxidantien werden Elektronen abgegeben, die dabei helfen, den Zellen einen gewissen Schutz zu bieten. Selbst wenn sich Antioxidantien in freie Radikale umwandeln müssten und ein Elektron abgeben würden, entwickelten sie sich schlussendlich wieder zu Antioxidantien. Dank der chemischen Struktur der freien Radikale, ist es typisch, dass ihnen ein Elektron fehlt. Antioxidantien bleiben sich jedoch sprichwörtlich treu und verändern sich nach Abgabe des Elektrons nicht selbst in freie Radikale.

Wie wird Traubenextrakt hergestellt?

Der Name Traubenextrakt, oder auch Traubenkernextrakt, gibt bereits deutliche Hinweise auf den Herstellungsprozess. Benötigt wird nämlich das Extrakt aus den Weintraubenkernen. Von diesen Kernen gibt es reichlich, denn sie bleiben bei der Weinherstellung übrig. Früher wurden die

Traubenkerne einfach entsorgt, schließlich ging es um den Wein und die Kerne wurden als nicht benötigtes Überbleibsel angesehen. Doch heutzutage weiß man es besser und kennt die vielseitigen Wirkungsweisen der Weintraubenkerne.

Wenn nach dem Keltern die Traubenkerne übrig bleiben, werden diese meist noch gepresst. Durch die Pressung lässt sich Traubenkernöl gewinnen. Was dann noch nach diesem Schritt übrig bleibt, sind die Schalen der Traubenkerne. In diesen ist ein sehr hoher Anteil an OPC zu finden. Nun werden die Schalen gemahlen, um ein feines Pulver, oder auch Traubenkernmehl, zu gewinnen. Dieses Produkt kann nun zu praktischen Kapseln verarbeitet werden.

Immer wieder hört man davon, dass ein gemäßigter Rotweingenuss die Gesundheit fördern und sogar das Laben verlängern kann. Dies liegt an der antioxidativen Wirkung des Weins. Wer sich dieselben Wirkungen wünscht, jedoch auf die Zufuhr von Alkohol verzichten möchte, der kann auf Traubenextrakt zurückgreifen.

Die Diabetiker-Studie

An der Studie nahmen 24 Teilnehmer teil. Durchgeführt wurde sie an der Londoner Forschungs- und Klinikeinrichtung KGK Synergize Inc. Untersucht wurde die Wirkung von Ganztraubenextrakt (verarbeitet wurden Kerne, Schale und Fruchtfleisch der roten Trauben). Die Studie zog sich über einen Zeitraum von sechs Wochen. Jeder der Teilnehmer litt unter leicht überhöhtem Blutdruck und Übergewicht. Bei einigen Teilnehmern wurde sogar das Vorstadium zur Typ-2-Diabetes diagnostiziert.

Was waren die Ergebnisse der Studie?

Die Gruppe, der das Traubenextrakt verabreicht wurde, wies ein signifikant geringeres Niveau an Enzymen auf, die sich der Gruppe der Superoxid-Dismutase zuordnen ließ. Hinweis: Je geringer die SOD-Werte, desto besser für den Cholesterinspiegel. Zu viele SOD-Enzyme können oxidativen Stress verursachen und die Proteine sowie das Erbgut schädigen.

Die Teilnehmer aus der Traubenextrakt-Gruppe hatten ein niedrigeres Gesamtcholesterin-Niveau

Ebenso sank der 8-Isoprostaglandin-Wert um 5%

Als Resümee der Studie lässt sich somit festhalten, dass ein gesunder Cholesterinspiegel vor allem dadurch erreicht werden kann, indem dem Körper viele Antioxidantien zugeführt werden. Neben Gemüse und frischem Obst ist vor allem auch Traubenextrakt ein wichtiger Lieferant.

Yacon

Bei Yacon handelt es sich um eine Pflanzenart, die vornehmlich in Südamerika beheimatet ist. Geschmacklich erinnert Yacon an eine Birne, was sie zusätzlich zu ihrer vielseitigen Gesundheitswirkung auch noch äußerst wohlschmeckend macht.

Woher stammt Yacon?

Yacon wächst in peruanischen Hochebenen der Anden. Dort wurde die Wurzelknolle bereits seit der Zeit vor den Inkas angebaut. Yacon wird daher auch gern als 'Inkagemüse' bezeichnet. Die Pflanze ist verwandt mit Topinambur. Mittlerweile wird Yacon aber auch in Mitteleuropa angebaut. Im Internet finden sich sogar zahlreiche Anleitungen, wie der Anbau im eigenen Garten erfolgen sollte und was dabei zu beachten ist.

Es ist den Seefahrern zu verdanken, dass viele fremde Gemüsesorten und Pflanzenarten es aus weit entfernten Ländern über die Königshöfe nach Europa schafften und sich auch hier immer mehr ausbreiten konnten. Bei Yacon war dies jedoch anders. Die Wurzelknolle ist in Deutschland und in ganz Europa immer noch sehr wenig bekannt.

Zwar gibt es mittlerweile durchaus einige Produkte, die auch hierzulande zu kaufen sind und in denen Yacon verarbeitet ist (zum Beispiel getrocknetes Wurzelpulver oder Sirup/Dicksaft aus Yacon), die Auswahl ist jedoch bei weitem nicht so groß, vielfältig und bekannt wie bei anderen exotischen Wurzeln, Pflanzen o.ä.

Welchen Vorteil bietet Yacon dem Körper?

Yacon speichert Kohlenhydrate vor allem in Form von Inulin oder auch Mehrfachfruchtzucker. Im Gegensatz zu anderem Zucker wird dieser spezielle Mehrfachfruchtzucker im Körper nicht verstoffwechselt. Dies bedeutet, dass auch Personen, die viel Yacon zu sich nehmen, den eigenen Blutzuckerspiegel nicht erhöhen. Gleichzeitig muss nicht auf einen süßlichen Geschmack verzichten werden.

Weiterhin wird aufgrund des hohen Aufkommen von Kohlenhydraten, die unverdaulich sind, die Darmflora verbessert.

Ein TV-Experiment zeigt, dass Yacon beim Abnehmen helfen kann

Eine ganz eigene Studie hat der amerikanische Dr. Oz in einer TV-Show durchgeführt, um den Yacon-Sirup als Nahrungsergänzungsmittel populärer zu machen. Über einen Zeitraum von vier Wochen durften Frauen den Sirup zu sich nehmen. Dabei sollten sie ihre Ess- und Sportgewohnheiten nicht verändern, sondern alles wie gewohnt beibehalten. Allein die regelmäßige Einnahme des Sirups stellte eine Abweichung des Tagesablaufs dar. Danach wurden die Ergebnisse in der TV-Show dem Publikum präsentiert. Dort stellte sich schließlich heraus, dass 73% der teilnehmenden Damen in diesen vier Wochen tatsächlich an Gewicht verloren haben. Durchschnittlich brachten sie etwa 1,8 Kg weniger auf die Waage. Bei 14 Damen aller teilnehmenden Frauen konnte sogar ein Gewichtsverlust von mehr als 2 Kg festgestellt werden.

Wie kann dieses Ergebnis allein durch die Aufnahme von Yacon-Sirup erreicht werden? Yacon bietet hier einige wichtige Vorteile im Kampf gegen die Kilos. Zum einen wird der Appetit gezügelt und das Hungergefühl unterdrückt. Dies geschieht durch die verminderte Ausschüttung des Hormons Ghrelin, welches im Körper appetitanregend wirkt.

Man nimmt also automatisch weniger Kalorien zu sich, ohne jedoch unter einem Hungergefühl zu leiden und das Gefühl zu haben, auf etwas verzichten zu müssen. Denn genau dies ist das Problem, das viele Abnehmversuche immer wieder scheitern lässt. Ein unzureichendes Essverhalten sorgt für ein ungutes Körpergefühl, was sich wiederum auch schnell auf die Stimmung auswirken kann. Mit Yacon umgehen Abnehmwillige diesen steinigen Wegs, da der Körper nicht das Gefühl von Verzicht erfährt. Hinzu kommt, dass durch Yacon-Sirup den Stoffwechseln anregt. Zu sich genommene Kalorien können also wesentlich schneller als sonst verbrannt werden. Neben dem Gefühl, sich besser und fitter zu fühlen, bleiben auch die berühmten Heißhungerattacken durch die Einnahme von Yacon-Sirup aus. Yacon beeinflusst nämlich ebenfalls den Insulinspiegel, welcher seinerseits dafür verantwortlich ist, dass man Lust auf Süßes verspürt.

Unter all den Schlankmachern und Diät-Wundermitteln, die in der Werbung angepriesen werden, hebt sich Yacon mit seiner natürlichen Wirkungsweise deutlich hervor. Statt chemischer Diätmittel, ist Yacon eine wunderbar natürliche Alternative, die zudem keine besondere Umstellung der Essgewohnheiten erfordert.

Yacon-Sirup kann noch mehr

Auch wenn Yacon-Sirup vor allem für seine gewichtsreduzierende Wirkung geschätzt wird, hat er noch einige andere positive Effekte auf den Körper. So wirkt er dank des hohen Anteils an Ballaststoffen dem Reizdarm-Symptom entgegen und hilft auch bei chronischer Verstopfung. Zudem lässt sich durch die Einnahme auch der Blutzuckerspiegel senken.

Wie wird Yacon-Sirup hergestellt?

Der Saft der Wurzel wird extrahiert und anschließend

einer Eindampfung unterzogen. Zum Einsatz kommen ausschließlich niedrige Temperaturen.

Untersuchungen mit Yacon-Sirup

Im Zuge einer Studie über die Wirkung von Yacon-Sirup hinsichtlich Insulinresistenz und Adipositas, nahmen insgesamt 55 Probandinnen teil. Diese erhielten entweder den Sirup in einer Konzentration von 0,14 Gramm Fructooligosaccharide pro Kilogramm Körpergewicht, in einer Konzentration von 0,29 Gramm pro Kilogramm Körpergewicht oder es wurde ihnen ein Placebo-Sirup zugeteilt. Jede Teilnehmerin litt unter Übergewicht, Fettstoffwechselstörungen und Verstopfungsprobleme. Diabetes wurde jedoch bei keiner Probandin diagnostiziert. Zu Beginn der Studie wurden wichtige Daten gesammelt, wie etwa die Werte des Insulinspiegels oder der Kalziumgehalt im Blut, damit diese später als Vergleichswerte dienen konnten. Die Studie lief über einen Zeitraum von 120 Tagen.

Die Frauen sollten sich über den gesamten Zeitraum gesund ernähren und sich zudem zweimal wöchentlich leicht sportlich betätigen.

Die Studie kam zu folgenden Ergebnissen: Die Frauen, die Sirup in einer Konzentration von 0,14 Gramm pro Kilogramm Körpergewicht zu sich nahmen, konnten einen durchschnittlichen Gewichtsverlust

von 15 Kilogramm verzeichnen. Auch der BMI re-
duzierte sich, ebenso sank der Blutzucker- und Insulinspiegel. Bei der Placebo Gruppe traten keinerlei
Veränderungen ein. Die Frauen, die eine Sirupkon-
zentration von 0,29 Gramm pro Kilogramm
Körpergewicht zu sich nahmen, klagten über Nebenwirkungen. Es traten Störungen im Gastrointestinal-
trakt auf.

Eine geringe Aufnahme von Yacon-Sirup erzielte also
die gewünschten Ergebnisse und führte zu einem sig-
nifikanten Gewichtsverlust bei jeder der teilnehmenden Frauen.

Inhaltsstoffe von Yacon

* Wasser (ca. 80%)

* Seltene Kohlenhydrate

* Kalzium

* Magnesium

* Phosphor

* Kalium

* Natrium

* Eisen

* Vitamin C

Wie wird Yacon eingenommen?

In den Anden, der Heimat des Yacons, wird dieser vornehmlich als Gemüse oder Salat zubereitet und so in die regelmäßige Nahrungsaufnahme integriert. Yacon kann aber auch ganz einfach pur verzehrt werden. Auch wenn die Optik der Wurzelknolle eher trocken erscheinen mag, so überrascht sie doch mit einem feinen, süßlichen und wohlschmeckendem Aroma.

Yacon eignet sich auch sehr gut zum Süßen von Tee oder Kaffee. Alternativ zu Zucker verwendet, lassen sich so deutlich Kalorien einsparen.

Es lassen sich auch hierzulande die verschiedensten Rezepte mit Yacon als Zutat finden. Die Wurzel lässt sich sowohl braten als auch kochen. Sie dient als Hauptgericht ebenso wie als reichhaltige Beilage.

Yacon ist auch für Diabetiker empfehlenswert

Yacon kann auch von Diabetikern konsumiert werden. Die Wurzelknolle enthält Fruktose, welche sich zu 35% aus freier und zu 25% aus gebundener Fruktose zusammensetzt. Bei niedriger Blutglukosekonzentration kommt es so zu einer Kohlenhydratzufuhr.

Nachwort

Ich hoffe, dass ich Ihnen mit diesem Folgeband Ihre Sichtweise über Superfoods ein wenig erweitern konnte. Wichtig ist, dass das Thema „Superfood" für Sie nicht nur Theorie bleibt. Beginnen Sie ab heute, einige Superfoods für Ihren persönlichen Beitrag: "Gesundheit" in irgendeiner Form anzuwenden und spüren sie in den nächsten Tagen (Wochen), wie ihr Körper auf diese Maßnahme reagiert.

Ich wünsche Ihnen alles Gute und vor allem viel Gesundheit…

Ihr
Michael Iatroudakis

Quellenangaben

AFA-Algen

http://www.afaalgen.net/
http://www.barbara-simonsohn.de/algen.htm
http://www.ugb.de/lebensmittel-im-test/afa-algen/
http://www.zentrum-der-gesundheit.de/afa-alge.html
http://www.ugb.de/lebensmittel-im-test/afa-algen/
http://rohspirit.de/rohkost-rezepte/spirulina-chlorella-afa-algen/afa-mikroalgen-wildsammlung/

AloeVera

http://www.heilkraeuter.de/lexikon/aloe.htm
http://www.sat1.de/ratgeber/wohnen-garten/gartengestaltung/wunderpflanze-aloe-vera-clip
http://deutsches-aloe-vera-zentrum.de/index.php/aloe-vera-infos/pflanzengeschichte.html
http://www.aloevera-info.org/studien.php   (nicht verwendet/hier sind einige Studien in PDF Form drin, weiss nicht welche davon interessanter ist)
http://www.aloe-vera.net/aloe-vera-inhaltsstoffe
http://www.heilkraeuter.de/lexikon/aloe.htm

Bärlauch

http://www.heilkraeuter.de/lexikon/baerlauc.htm
http://www.veganblatt.com

http://www.herbula.ch/geschichte/baerlauch.php
http://baerlauch.die-heilpflanze.de/geschichte.htm
http://www.botanikus.de/Heilpflanzen/Barlauch/ba
rlauch.html
http://www.heilpflanzen-welt.de/2005-03-
Frischpflanzenpresssaft-Baerlauch-Fruehjahrsputz-
fuer-Blut-und-Gefaesse/
http://www.gesund-im-net.de/baerlauch.htm
http://suite101.de/article/die-gesundheitlichen-
vorteile-von-baerlauch-a48666#.U9D0-OOSzm4

Erdmandeln

http://www.ugb.de/exklusiv/fragen-service/was-
sind-erdmandeln/?erdmandeln-cyperus-esculentus
http://www.getreideflocken.de/geschichte.htm
http://www.cyperussculentuslativum.com/deu/cyper
us-sculentus-lativum-deutsch.html
http://www.gesundheit-fitness
well-
ness.com/de/Lebensmittel/Erdmandeln/Erdmandel
n
http://de.wikipedia.org/wiki/Erdmandel
http://www.erdmandeln.com/gesunde_erdmandeln.
html
http://www.westieforum.de/ftopic259.html
http://www.naturheilkunde24.com/cms/artikel/artik
el/2011_06_24_chufas-geheimnis.php
http://www.topfruits.de/aktuell/id/198-
Erdmandeln-die-suesse-Wohltat-fuer-den-Koerper/

Ingwer

http://ingwer-paradies.de/page/3
http://www.apotheken-
umschau.de/Ernaehrung/Warum-Ingwer-so-gesund-
ist-106499.html
http://www.fid-
gesundheitswissen.de/pflanzenheilkunde/ingwer/
http://www.ingwer-info.de/
http://www.dr-feil.com/lebensmittel/ingwer-
wirkung.html
http://www.zentrum-der-gesundheit.de/ingwer-
wirkung.html
Nachtkerzenöl
http://de.wikipedia.org/wiki/Gemeine_Nachtkerze
http://www.heilpraxisnet.de/naturheilverfahren/nac
htkerzenoel.php
http://www.nachtkerzenoel.net/kapseln.html
http://wirksam-oder-
unwirksam.blogspot.de/2012/05/nachtkerzenol-zur-
behandlung-der.html

Shiitake

http://eatsmarter.de/lexikon/warenkunde/shiitake-
pilze
http://de.wikipedia.org/wiki/Shiitake
http://www.phytodoc.de/heilpflanze/shiitake-
pilz/wirkung/
http://www.zentrum-der-gesundheit.de/shiitake-pilz-

ia.html
http://www.healthcare-
2000.info/front_content.php?idart=549

Traganthwurzel

http://www.kraeuter-
verzeichnis.de/kraeuter/tragantwurzel.shtml
http://www.naturheilkunde-lexikon.eu/lexikon-
naturheilkunde/lexikon-t/tragantwurzel-astragalus/
http://www.astragalus-
membranaceus.com/wirkung.html
http://www.phytodoc.de/heilpflanze/astragalus/
http://www.phytodoc.de/heilpflanze/astragalus/pfla
nzenprofil/
http://www.phytodoc.de/heilpflanze/astragalus/dosi
erung/
http://www.gesundheitsnavi.org/?p=118
http://www.experto.de/b2c/gesundheit/krankheiten
/allergien/heuschnupfen-vorbeugen-und-behandeln-
mit-tragantwurzelextrakt.html

Traubenextrakt

http://vitamine-ratgeber.com/traubenextrakt-
verbessert-cholesterinspiegel-durchblutung/
http://www.zentrum-der-gesundheit.de/opc-pi.html
http://www.zentrum-der-
gesundheit.de/antioxidantien-ia.html
http://www.traubenkernextrakt-

opc.de/allgemein/herstellung-von-traubenkernextrakt-opc-41.html

Yacon

http://de.wikipedia.org/wiki/Yac%C3%B3n
http://www.kraeuter-und-duftpflanzen.de/Nach-Verwendung/Essbare-Pflanzen/Wurzelgemuese/Yacon-Pflanze
http://suite101.de/article/die-wurzelknolle-yacon-grundnahrungsmittel-aus-der-andenregion-a109926#.U9dqPvl_tyU
http://www.schnellerabnehmen.com/wissenschaftlich-erwiesen-yacon-sirup-hilft-beim-abnehmen/
http://www.yaconsirup.net/die-yacon-sirup-studie-in-4-monaten-15-kilo-abnehmen/

Über den Autor

Lizenzierter Fitnesstrainer und -Lehrer, zertifizierter MovNat-Trainer, Ausbildung zum Heilpraktiker, Ernährungsberater. Befasst sich seit über 15 Jahren mit alternativen Heilmethoden und Energiearbeit.

Bereits erschienen (Bücher / eBooks):

Die Matrix-Diät:„Abnehmen m. Körper, Geist & Seele"

Der Smoothie-Guide:…ein unterhaltsamer Ratgeber

Xylit:„Das süße Wundermittel"

Der Paleo-Lifestyle: Steinzeitfitness im 21. Jahrhundert

Der Matcha Tee: Das grüne Wunder aus Japan

Das Kokosöl: Das Geheimnis äußerer Schönheit, stabiler Gesundheit und grenzenloser Energie

Die Steinzeit-Diät: In 28 Tagen zum Wohlfühlgewicht

Die Smoothie-Diät: Gesund und lecker abnehmen mit selbstgemachten Smoothies

Kolloidales Silber: Das natürliche Antibiotikum für Mensch, Tier und Pflanze

Moringa Baum: Mehr Gesundheit, mehr Energie und jünger aussehen mit dem Wunderbaum

Die Zistrose: Das Wunderkind unter den Heilpflanzen

Omega 3: Die wiederentdeckte Fettsäure gegen Herz-Kreislauferkrankungen…

4 SuperFoods: Matcha-Tee, Kokosöl, Moringa-Baum, Zistrose (Sammelband 1)

Vitamin D: Das Superhormon gegen Herz-Kreislauferkrankungen, Krebs, Depressionen, Grippe und mehr…

Projekt Diät: Artgerecht zum Wohlfühlgewicht / Sammeband

Wasser: Das Lebenselixier für Gesundheit, Vitalität und Wohlbefinden

Vitamin K: Das vergessene Vitamin

Der Vitamin D & K Faktor: Der Rundumschutz für chronische Erkrankungen

4 Super-Foods: Vitamin D, Wasser, Gerstengrassaft, Omega 3 (Sammelband 2)

Die Steinzeiternährung / Paleo 30: Das 30 Tage Programm für Anfänger

Krafttraining: Kraft ist die bessere Medizin / Krafttraining für Anfänger

Die Löffel-Liste: Dinge die Sie tun sollten bevor Sie ablöffeln

Therapie Sport: Die unterschätzte Heilkraft der Bewegung

Smoothie Guide Kompakt: Wie Eltern es schaffen, dass ihre Kinder Obst und Gemüse essen

Intermittierendes Fasten: Mehr Energie, mehr Gesundheit durch Kurzeit-Fasten

Der Detox-Plan: Gesundheit, Lebensenergie und jünger aussehen durch natürliche Entgiftung

Super Detox: Mehr Lebensenergie durch Fasten und Entgiftung (Sammelband)

Zucker: Die (süße) tödliche Verführung [Fettleibigkeit, ADHS, Herz-Kreislauferkrankungen...

Kokoswasser: Das Natürliche Elixier des Lebens (Anti-Aging, Entgiftung, Sport, Kokosnuss…

Die Kokosnuss: Die Wunderfrucht aus den Tropen (Sammleband)

10 Superfoods: Powerfoods für mehr Gesundheit, mehr Lebensenergie und natürliches Anti-Aging

Kakao: Die wundersame Heilkraft der Kakaobohne

Kokosöl: Das Wunder-Öl in der täglichen Praxis …über 17 Anwendungsmöglichkeiten

10 Superfoods 2: Powerfoods für mehr Gesundheit, mehr Lebensenergie und natürliches Anti-Aging

Weitere Neuerscheinungen siehe unter:

www.my-kindle-ebooks.de

Homepage:

www.smoothie-guide.de

www.xylit-xylitol.com

www.der-paleo-lifestyle.de

Ich gebe Ihnen eine Garantie

Mir ist es sehr wichtig, dass Sie aus diesem Buch den größtmöglichen Nutzen ziehen. Sollten Sie dennoch enttäuscht sein und Sie keinerlei Nutzen verzeichnen könnten, dann schreiben Sie mir eine E-Mail und ich erstatte Ihnen ohne Wenn und Aber den Kaufpreis zurück.

In dieser Hinsicht vertraue ich Ihnen als ehrlichem Menschen.

Bitte um ein Feedback

Eine persönliche Bitte:

- Sollte irgendetwas in diesem Buch nicht stimmen.
- Sollte eine Behauptung nicht richtig sein.
- Haben Sie einen Abschnitt/oder ein Kapitel nicht verstanden?
- Haben Sie sich über einen Satz/einen Abschnitt aufgeregt?
- Habe ich irgendwo undeutliche Formulierungen benutzt?

Und ergänzend alles andere…

Dann nehmen Sie mit mir Kontakt auf:

info@my-kindle-ebooks.de

Dieser Weg ist mir lieber, als wenn der Leser dieses Buch mit negativen Gefühlen beschließt.

Berichten Sie mir Ihre persönlichen Erfahrungen mit Superfoods, ich würde mich über Ihr Feedback freuen…

Rechtliches

Der Autor übernimmt keine juristische Verantwortung und keinerlei Haftung für Schäden, die aus der Benutzung dieses E-Books / Buch entstehen. Außerdem ist der Autor nicht verpflichtet, Folge- oder mittelbare Schäden zu ersetzen. Gewerbliche Kennzeichen- und Schutzrechte bleiben von diesem Titel unberührt.

Das Werk ist einschließlich aller Teile urheberrechtlich geschützt. Das vorliegende Werk dient nur dem privaten Gebrauch. Alle Rechte, auch die der Übersetzung, des Nachdrucks und der Vervielfältigung dieses Titels oder von Teilen daraus, verbleiben beim Autor.

Ohne die schriftliche Einwilligung des Autors darf kein Teil dieses Dokumentes in irgendeiner Form oder auf irgendeine elektronische oder mechanische Weise für irgendeinen Zweck vervielfältigt werden.

Haftungsausschluss/Disclaimer

Der Besuch unserer Seiten kann nicht den Arzt ersetzen. Suchen Sie bei unklaren oder heftigen Beschwerden unbedingt einen Arzt auf! Die Informationen auf unseren Seiten sind vom Autor und Verlag sorgfältig recherchiert und zusammengestellt worden.

Dennoch kann keine Garantie übernommen werden. Die hier dargestellten Informationen dienen nicht Diagnosezwecken oder als Therapieempfehlung. Eine Haftung des Autors und Verlages für Personen-, Sach- und Vermögensschäden durch die Gesundheitstipps und Rezepte auf unseren Seiten wird ausgeschlossen.

Herausgeber:

Michael Iatroudakis
Drewitzer Str. 1
14478 Potsdam
Tel. 0160-12 444 15
Email: info@my-kindle-ebooks.de

www.ingramcontent.com/pod-product-compliance
Lightning Source LLC
Chambersburg PA
CBHW050416290526
45786CB00003B/1287